· 大国医用药心法丛书 ·

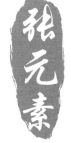

张元素

用药心法

李成文　刘桂荣◎总主编

张璐砾　戴　铭◎主编

U0206170

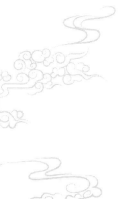

中国健康传媒集团
中国医药科技出版社

内 容 提 要

张元素为金元时期著名医家，易水学派创始人，重视脏腑辨证及扶养胃气，对李杲创立脾胃理论有重要影响，对药物学研究亦颇有发挥，尤其在药物学的理论认识和临床脏腑用药方面更为突出。本书通过对张元素理、法、方、药及脏腑学术思想进行梳理、分析、归纳，总结了其脏腑辨证说、遣药制方论、临床备要，并搜集整理了易水学派诸弟子发扬传承其精髓之验案，内容涵盖内、外、妇、儿各科疾病，希望对进一步挖掘中医药宝库，提高临床疗效，发扬光大中医学有一定的意义。本书适合中医临床、文献工作者、中医院校学生及中医爱好者学习和参考。

图书在版编目（CIP）数据

张元素用药心法 / 张璐砾，戴铭主编 . —北京：中国医药科技出版社，2022.5
（大国医用药心法丛书）
ISBN 978 - 7 - 5214 - 3095 - 0

I. ①张… Ⅱ. ①张… ②戴… Ⅲ. ①中国医药学 Ⅳ. ①R2 - 52

中国版本图书馆 CIP 数据核字（2022）第 039877 号

美术编辑 陈君杞
版式设计 友全图文

出版　**中国健康传媒集团** | 中国医药科技出版社
地址　北京市海淀区文慧园北路甲 22 号
邮编　100082
电话　发行：010 - 62227427　邮购：010 - 62236938
网址　www. cmstp. com
规格　880 × 1230mm $^1/_{32}$
印张　7 $^3/_8$
字数　210 千字
版次　2022 年 5 月第 1 版
印次　2022 年 5 月第 1 次印刷
印刷　三河市万龙印装有限公司
经销　全国各地新华书店
书号　ISBN 978 - 7 - 5214 - 3095 - 0
定价　**35.00 元**

获取新书信息、投稿、为图书纠错，请扫码联系我们。

《大国医用药心法丛书》

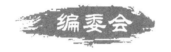
编委会

总主编 李成文 刘桂荣
编　委 （按姓氏笔画排序）

李　萍　李成年　杨云松
谷建军　胡方林　胡素敏
戴　铭

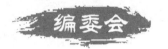

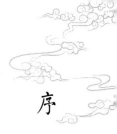

中医药是中华民族优秀文化的瑰宝，千年来赓续不绝，不断发扬光大，一直护佑着中国人民的健康，庇佑中华民族生生不息，并在世界范围内产生着越来越大的影响力和吸引力。中医药在数千年的发展中，涌现出众多的医家。正是这一代代苍生大医，使得中医药学世代传承，汇成了川流不息的文化长河，为中华民族的繁衍和百姓的健康提供了保障，功不可没。历史长河中的名家圣手，穷尽一生的努力，留下了毕生心血实践的理论及光辉的著作，不仅是中华民族更是全人类的宝贵财富。以四大经典为代表的典籍为中医理论体系奠定了基础，历代医家不断研究和阐发，使之不断充实、提高、发展。他们以继承不泥古、发扬不离宗的精神繁荣着中医学。当前，中医药发展虽然面临"天时、地利、人和"的大好局面，但我们对于中医理论的系统学习和创新研究还很迟缓，远未满足中医药事业发展的需要，以及社会进步和人民群众的需求。如何按照中医药自身发展的规律来加快理论创新，促进学术进步，是我们这一代中医学者面临的艰巨任务。历代前贤已经积累了丰富而实用的学术理论和实践经验，并形成了独到的临床诊疗技艺，但却还没有得到很好的传承，继承不足，创新也就缺乏动力，制约着中医药事业的持续健康发展。

幸运的是，我们党和政府高度重视中医药工作，特别是党的十八大以来，以习近平同志为核心的党中央把中医药工作摆在更加突出的位置，出台了一系列推进中医药事业发展的重要政策和措施，中医药改革发展取得显著成绩。在抗击新冠肺炎疫情过程中，中医药的应用取得了令人信服的成效，中医药方案具有独特性、可及性、社会性、安全性、经济性、多样性六大优势，获得了社会各界的普遍认可。古老的中医药历久弥新，正在被越来越多的人所接受。

《"健康中国2030"规划纲要》提出，实施中医药传承创新工程，重视中医药经典医籍研读及挖掘，全面系统继承历代各家学术理论、流派及学说，不断弘扬当代名老中医药专家学术思想和临床诊疗经验，挖掘民间诊疗技术和方药，推进中医药文化传承与发展。这也是本丛书策划出版的初心和宗旨。

本丛书精选了自金元时期至清代共10位杰出医家，系统整理了他们独特的方药应用和临证经验。这些医家皆为应用方药具有代表性或学术特色突出的医家，论治疾病经验丰富，常于平淡之中见神奇，论述平实且切合临床实际；其所记录医案众多而真实，其治法方药均可师可法，治疗思路颇具启发性。

本次整理研究，是在反复阅读原著、把握全局的基础上，对医家的学术经验进行了全面探讨，尽量反映其临证思维方法，还原其用药思路、方法和规律。全书收罗广博、条分缕析，详略适中，有利于读者掌握医家应用方药的原理及临床运用规律，以适应当前临床实际的需要。

丛书内容完全出自医家原著，最大限度地反映医家本人的经验论述，不添加任何现代人的观点和评价，希望读者读来能有原汁原味、酣畅淋漓的感觉。另外，凡入药成分涉及国家禁猎和保护动物的（如犀角、虎骨等），为保持古籍原貌，原则上不改。但在临床运用时，应使用相关替代品。

本丛书的参编涉及全国多所高等中医院校及医疗机构的多位专家、学者。全体作者历时5年，怀着对中医药事业的赤子之心，在中医药传承道路上，默默奉献，以实际行动切实履行了"继承好、发展好、利用好"中医药学术的重大使命。

希望丛书能成为中医药院校在校学生和中医、中西医结合医生的良师益友，成为医疗、教学、科研机构及各图书馆的永久珍藏。

由于种种原因，丛书难免有疏漏之处，敬请读者不吝批评指正，以利于本书修订和完善。

在此衷心感谢中国医药科技出版社的大力支持！

丛书编委会
2021年9月

张元素（约 1151～1234 年），字洁古，金代易州（今河北易县）人，金元四大家之一。张元素著有《医学启源》《脏腑标本寒热虚实用药式》《药注难经》《医方》《洁古本草》《洁古家珍》以及《珍珠囊》等。其中《医学启源》与《脏腑标本寒热虚实用药式》最能反映其学术观点。现仅存《医学启源》《珍珠囊》《脏腑标本虚实用药式》3 本书。

《医学启源》三卷，以《素问》为宗旨，吸取《中藏经》分辨脏腑寒热虚实和钱乙五脏虚实辨证用药处方之精华，系统归纳整理了脏腑辨证。李时珍曾给予高度评价："大扬医理，《灵》《素》之下，一人而已。"

《珍珠囊》一卷，见于元代杜思敬所辑《济生拔粹》。张氏根据《内经》之旨，记述了 113 味药物的阴阳、寒热、性能、主治、归经、宜忌和气味厚薄、升降浮沉补泻、君臣佐使等理论，以及六气、十二经随证用药的方法。

李时珍将《脏腑标本寒热虚实用药式》收录在《本草纲目·序例》，赵双湖又将其刻于《医学指归》中。《脏腑标本寒热虚实用药式》以脏腑为纲、病机为目，分列五脏六腑的虚实标本用药，探讨药物功效及临床应用，后被李时珍收入《本草纲目》之中，成为临床脏腑辨证用药的一种通用程式。

张氏对脏腑辨证、遣药制方等做了全面系统的总结、阐发。其重视扶养脾胃的思想，对李杲创立脾胃学说产生很大的影响。传张氏之学生，有李杲、王好古、罗天益和张氏之子张璧诸家，私塾者亦众，世称"易水学派"。李杲的《内外伤辨惑论》《兰室秘藏》、王好古的《阴证略例》、罗天益《卫生宝鉴》中均记载了张氏的学术思想及医案。

本书以经解经，内容完全出自张元素及其传人著作，最大限度地反映张元素个人经验，从脏腑、遣方用药、临证经验等角度，实现对张氏学术思想的全面梳理，不添加任何现代人的观点和评价，希望读者能有原汁原味、酣畅淋漓的感觉。承蒙中国医药科技出版社、中华中医药学会名医学术思想研究分会的大力支持，使本书得以付梓。限于作者水平，不当之处敬请指正。

编者

2021 年 8 月

目录

第一章　脏腑辨证说 ……………………………………… 1

第一节　肝 ………………………………………………… 1

一、肝的生理 …………………………………………… 1

二、肝的病理及脉象 …………………………………… 2

三、肝的虚实寒热及是动、所生病 …………………… 2

四、肝病的演变及预后 ………………………………… 3

五、肝病治疗法则及常用药物 ………………………… 3

第二节　胆 ………………………………………………… 5

一、胆的生理 …………………………………………… 5

二、胆的病理及脉象 …………………………………… 5

三、胆的虚实寒热及是动、所生病 …………………… 5

四、胆病治疗法则及常用药物 ………………………… 6

第三节　心 ………………………………………………… 7

一、心的生理 …………………………………………… 7

二、心的病理及脉象 …………………………………… 7

三、心的虚实寒热及是动、所生病 …………………… 8

四、心病的演变及预后 ………………………………… 9

五、心病治疗法则及常用药物 ………………………… 9

第四节　小肠 ……………………………………………… 11

一、小肠的生理 ………………………………………… 11

二、小肠的病理及脉象 ………………………………… 11

三、 小肠的虚实寒热及是动、 所生病 ·············· 12

四、 小肠病的演变及预后 ····························· 12

五、 小肠病治疗法则及常用药物 ···················· 12

第五节　脾 ··· 13

一、 脾的生理 ···································· 13

二、 脾的病理及脉象 ····························· 14

三、 脾的虚实寒热及是动、 所生病 ············· 15

四、 脾病的演变及预后 ························· 15

五、 脾病治疗法则及常用药物 ·················· 16

第六节　胃 ··· 17

一、 胃的生理 ···································· 17

二、 胃的病理及脉象 ····························· 18

三、 胃的虚实寒热及是动、 所生病 ············· 18

四、 胃病的演变及预后 ···························· 19

五、 胃病治疗法则及常用药物 ···················· 19

第七节　心包 ······································· 20

一、 心包的生理 ·································· 20

二、 心包是动、 所生病 ························· 20

第八节　三焦 ······································· 20

一、 三焦的生理 ·································· 20

二、 三焦的病理及脉象 ························· 21

三、 三焦的虚实寒热及是动、 所生病 ·············· 22

四、 三焦病治疗法则及常用药物 ·················· 22

第九节　肺 ··· 23

一、 肺的生理 ···································· 23

二、 肺的病理及脉象 ····························· 24

三、 肺的虚实寒热及是动、 所生病 ············· 25

四、 肺病的演变及预后 ··························· 25

　五、　肺病治疗法则及常用药物 …………………………… 26

第十节　大肠 ……………………………………………… 28

　一、　大肠的生理 ………………………………………… 28

　二、　大肠的病理及脉象 ………………………………… 28

　三、　大肠的虚实寒热及是动、所生病 ………………… 29

　四、　大肠病的演变及预后 ……………………………… 29

　五、　大肠病治疗法则及常用药物 ……………………… 29

第十一节　肾 …………………………………………… 31

　一、　肾的生理 …………………………………………… 31

　二、　肾的病理及脉象 …………………………………… 31

　三、　肾的虚实寒热及是动、所生病 …………………… 32

　四、　肾病的演变及预后 ………………………………… 33

　五、　肾病治疗法则及常用药物 ………………………… 33

第十二节　膀胱 ………………………………………… 35

　一、　膀胱的生理 ………………………………………… 35

　二、　膀胱的病理及脉象 ………………………………… 35

　三、　膀胱的虚实寒热及是动、所生病 ………………… 36

　四、　膀胱的演变及预后 ………………………………… 36

　五、　膀胱病治疗法则及常用药物 ……………………… 37

第二章　遣药制方论 …………………………………… 38

　第一节　遣药论 ……………………………………… 38

　　一、　气味阴阳厚薄与升降 ……………………………… 38

　　二、　气味对脏腑的补泻 ………………………………… 39

　　三、　药类法象 …………………………………………… 40

　　防风 / 41　　　　羌活 / 41　　　　升麻 / 42

　　柴胡 / 43　　　　葛根 / 45　　　　威灵仙 / 46

　　细辛 / 46　　　　独活 / 47　　　　香白芷 / 48

鼠黏子 / 49　　　　桔梗 / 49　　　　藁本 / 50

川芎 / 51　　　　　蔓荆子 / 52　　　秦艽 / 52

天麻 / 53　　　　　麻黄 / 53　　　　荆芥 / 54

薄荷 / 54　　　　　前胡 / 55　　　　黑附子 / 55

干姜 / 56　　　　　川乌头 / 57　　　良姜 / 58

肉桂 / 58　　　　　桂枝 / 60　　　　草豆蔻 / 60

丁香 / 60　　　　　厚朴 / 61　　　　益智仁 / 61

木香 / 62　　　　　白豆蔻 / 62　　　川椒 / 63

吴茱萸 / 63　　　　茴香 / 64　　　　延胡索 / 65

缩砂仁 / 65　　　　红蓝花 / 65　　　神曲 / 66

黄芪 / 66　　　　　人参 / 68　　　　甘草 / 69

当归 / 71　　　　　熟地黄 / 72　　　半夏 / 73

白术 / 74　　　　　苍术 / 75　　　　橘皮 / 75

青皮 / 76　　　　　藿香 / 76　　　　槟榔 / 77

广茂 / 77　　　　　阿胶 / 78　　　　诃子 / 78

桃仁 / 79　　　　　杏仁 / 79　　　　大麦蘖 / 80

紫草 / 80　　　　　苏木 / 81　　　　茯苓 / 81

泽泻 / 82　　　　　猪苓 / 83　　　　滑石 / 84

瞿麦 / 84　　　　　车前子 / 85　　　木通 / 85

灯草、通草 / 85　　五味子 / 86　　　白芍药 / 87

桑白皮 / 88　　　　天门冬 / 89　　　麦门冬 / 89

犀角 / 90　　　　　乌梅 / 91　　　　牡丹皮 / 91

地骨皮 / 92　　　　枳壳 / 92　　　　琥珀 / 93

连翘 / 93　　　　　枳实 / 94　　　　大黄 / 95

黄柏 / 96　　　　　黄芩 / 97　　　　黄连 / 98

石膏 / 99　　　　　草龙胆 / 101　　生地黄 / 101

知母 / 102　　　　汉防己 / 103　　茵陈蒿 / 103

朴硝 / 104　　　　栝楼根 / 105　　牡蛎 / 105

玄参 / 106　　　　苦参 / 106　　　川楝子 / 107

香豉 / 107　　　　地榆 / 108　　　栀子 / 108

巴豆 / 109　　　　白僵蚕 / 110　　生姜 / 110

杜仲 / 111　　　　蜀葵花 / 112　　梧桐泪 / 112

郁金 / 112　　　　款冬花 / 113　　　　香附子 / 113

大戟 / 114　　　　白及 / 114　　　　甘遂 / 114

蜀漆 / 115　　　　射干 / 115　　　　天南星 / 115

御米壳 / 116　　　胡芦巴 / 116　　　马兜铃 / 116

白附子 / 117　　　槐花 / 117　　　　槐实 / 117

茯神 / 118　　　　沉香 / 118　　　　檀香 / 118

乳香 / 119　　　　竹叶 / 119　　　　山茱萸 / 119

郁李仁 / 120　　　金铃子 / 120　　　没药 / 121

草豆蔻 / 121　　　红花 / 121　　　　朱砂 / 122

赤石脂 / 122　　　甘菊 / 122　　　　茜根 / 122

王不留行 / 123　　艾叶 / 123　　　　硇砂 / 123

防尾 / 124　　　　姜黄 / 124　　　　大枣 / 124

龙骨 / 125　　　　荜澄茄 / 125　　　荜茇 / 125

山药 / 125　　　　麻仁 / 126　　　　薏苡仁 / 126

白前 / 126　　　　白薇 / 127　　　　贝母 / 127

连翘 / 127　　　　沙参 / 128　　　　莞花 / 128

海藻 / 128　　　　商陆根 / 128　　　旋覆花 / 128

肉豆蔻 / 129　　　红豆蔻 / 129　　　甘松 / 129

蜀漆 / 129　　　　蒲黄 / 130　　　　葳蕤 / 130

白头翁 / 130　　　百合 / 131　　　　苁蓉 / 131

紫参 / 131　　　　芦根 / 132　　　　败酱 / 132

败蒲 / 132　　　　苇叶 / 132　　　　牵牛 / 132

蓬莪术 / 133　　　栝楼根 / 134　　　葶苈 / 134

石韦 / 134　　　　佛耳草 / 135　　　蛇床 / 135

柏子仁 / 135　　　侧柏叶 / 136　　　柏皮 / 136

大腹子 / 136　　　酸枣 / 136　　　　胡椒 / 137

厚朴 / 137　　　　苏合香 / 138　　　乌药 / 138

干漆 / 138　　　　皂荚 / 138　　　　竹茹 / 139

淡竹叶 / 139　　　茗苦茶 / 139　　　秦皮 / 140

梓白皮 / 140　　　紫葳 / 140　　　　诃黎勒 / 140

芫花 / 141　　　　桑东南根 / 141　　陈皮 / 142

木瓜 / 142　　　　甘李根白皮 / 142　葱白 / 143

韭白 / 143　　　薤白 / 143　　　瓜蒂 / 143

冬葵子 / 144　　香薷 / 144　　　炊单布 / 144

粳米 / 144　　　赤小豆 / 145　　黑大豆 / 145

小麦 / 145　　　酒 / 146　　　　苦酒 / 146

饴 / 146　　　　玄明粉 / 146　　硫黄 / 147

雄黄 / 147　　　禹余粮 / 148　　代赭石 / 148

铅丹 / 148　　　白粉 / 149　　　紫石英 / 149

伏龙肝 / 149　　白矾 / 150　　　东流水 / 150

甘澜水 / 150　　鸡子黄 / 150　　麝香 / 151

牛黄 / 151　　　猪肤 / 151　　　猪胆汁 / 151

獭肝 / 152　　　豭鼠粪 / 152　　人尿 / 152

文蛤 / 152　　　䗪虫 / 153　　　水蛭 / 153

䗪虫 / 153　　　鼠妇 / 153　　　蜘蛛 / 154

蛴螬 / 154　　　蜜 / 154　　　　蜣螂 / 155

鳖甲 / 155　　　蛇蜕 / 155　　　蝉蜕 / 155

斑蝥 / 156　　　乌蛇 / 156　　　五灵脂 / 156

绯帛 / 156

四、　药物归经和引经报使 …………………………… 157

五、　用药要旨 …………………………………………… 158

第二节　制方论 …………………………………………… 158

一、　六气内淫制方大法 ………………………………… 158

二、　善师古方之法而化裁新方 ………………………… 161

白虎汤 / 161　　竹叶石膏汤 / 161　小柴胡汤 / 161

五苓散 / 162　　调胃承气汤 / 162　大承气汤 / 162

桃仁承气汤 / 163　脾约丸 / 163　　四逆汤 / 164

理中丸 / 164

三、　善用时方 …………………………………………… 164

防风通圣散 / 164　防风天麻散 / 165　祛风丸 / 165

大通圣白花蛇散 / 166　活命金丹 / 166　桂苓甘露饮 / 167

益元散 / 167　　化痰玉壶丸 / 167　四君子汤 / 167

白术散 / 168　　升麻葛根汤 / 168　葶苈木香散 / 168

白术木香散 / 169　　　大橘皮汤 / 169　　　桂苓白术丸 / 169

六一散 / 169　　　　　凉膈散 / 170　　　　黄连解毒汤 / 171

三一承气汤 / 171　　　八正散 / 172　　　　洗心散 / 172

柴胡饮子 / 172　　　　神芎丸 / 173　　　　七宣丸 / 173

神功丸 / 173　　　　　厚朴汤 / 174　　　　七圣丸 / 174

犀角丸 / 174　　　　　大己寒丸 / 175　　　附子理中丸 / 175

胡椒理中丸 / 175　　　铁刷汤 / 176　　　　二姜丸 / 176

术附汤 / 176

四、　自拟新方 ……………………………………………… 176

当归拈痛汤 / 176　　　天麻半夏汤 / 177　　易水张先生枳术丸 / 177

神仙换骨丹 / 178　　　不换金丹 / 179　　　花蛇续命汤 / 179

灵砂丹 / 179　　　　　加减冲和汤 / 180　　牛黄通膈汤 / 180

桂苓白术散 / 180　　　赤茯苓丸 / 181　　　人参荸荠丸 / 181

海藻散 / 181　　　　　润肠丸 / 182　　　　当归润燥汤 / 182

橘杏丸 / 182　　　　　麻仁丸 / 182　　　　桂附丸 / 183

姜附汤 / 183　　　　　加减白通汤 / 183

第三章　临床备要 ………………………………………… 185

第一节　诸病要论 ……………………………………… 185

一、　治法纲要 …………………………………………… 185

二、　五运病解 …………………………………………… 186

三、　六气病解 …………………………………………… 186

四、　三感之病 …………………………………………… 198

五、　四因之病 …………………………………………… 198

六、　五郁之病 …………………………………………… 199

七、　六气主治要法 ……………………………………… 199

八、　三才治法禁忌 ……………………………………… 201

第三节　主治用药心法 ………………………………… 201

一、　随证治病用药 ……………………………………… 201

二、　用药凡例 …………………………………………… 202

第四章 医疗实践 …………………………………… 204

第一节 治疗诸病经验 ……………………………… 204

一、外感论治 ……………………………………… 204

解利外感／204

二、杂病论治 ……………………………………… 205

中风／205　　　咳嗽／205　　　伤寒热食物／205

泻痢水泄／206　　骨蒸／206　　　潮热／206

破伤风／207　　破伤中风法／207　　疮疡／207

疮疡／208　　　目疾／209

第二节 易水学派诸弟子医案 ……………………… 211

养正积自除／211　消渴治法并方／211　肝胜乘脾／212

阴黄治验／213　　惊痫治验／214　　阳狂／214

脐寒治验／215　　汗之则疮已／216

五脏六腑相生相克为夫妻子母。

肺为金，肝为木，肾为水，心为火，脾为土。生我者为父母，我生者为子孙；克我者为鬼贼，我克者为妻财。相生：木生火，火生土，土生金，金生水，水生木。相克：木克土，土克水，水克火，火克金，金克木。假今木生火，木乃火之父母，火乃木之子孙；木克土，木乃土之夫，土乃木之妻。余皆仿此。(《医学启源·卷之下·用药备旨》)

第一节　肝

一、肝的生理

肝藏魂。(《医学启源·卷之下·用药备旨》)

注云：肝、心、脾、肺、肾，皆属阴，五脏也。(《医学启源·卷之上·手足阳明》)

肝丑风木足厥阴。(《医学启源·卷之上·手足阳明》)

肝之经，肝脉本部在于筋，足厥阴，风，乙木也(《医学启源·卷之上·五脏六腑，除心包络十一经脉证法》)

经曰：肝与胆为表里，足厥阴少阳也。其经王于春，乃万物之始生也。其气软而弱，软则不可汗，弱则不可下。(《医学启源·卷之上·五脏六腑，除心包络十一经脉证法》)

诸风掉眩，皆属肝木。(《医学启源·卷之中·内经主治备要》)

藏血，属木，胆火寄于中，主血，主目，主筋，主呼，主怒。（《脏腑标本寒热虚实用药式》）

二、 肝的病理及脉象

1. 病理

本病：诸风眩运，僵卧强直惊痫，两胁肿痛，胸肋满痛，呕血，小腹疝痛，癥瘕，女人经病。

标病：寒热疟，头痛吐涎，目赤面青多怒，耳闭颊肿，筋挛卵缩，丈夫癩疝，女人少腹肿痛阴病。（《脏腑标本寒热虚实用药式》）

凡肝实则两胁下引痛，喜怒；虚则如人将捕之。其气逆则头痛、耳聋、颊赤，其脉沉而急，浮之亦然，主胁支满，小便难，头痛眼眩。脉急甚主恶言，微急气在胸胁下。缓甚则呕逆，微缓水痹。大甚内痛吐血，微大筋痹。小甚多饮，微小痹。滑甚癩疝，微滑遗尿。涩甚流饮，微涩疭挛。肝之积气在左胁下，久而不去，发为咳逆，或为痎疟也。虚梦花草茸茸，实梦山林茂盛。肝病旦慧，晚甚，夜静。（《医学启源·卷之上·五脏六腑，除心包络十一经脉证法》）

2. 脉象

其脉弦长曰平，反此曰病。脉实而弦，此为太过，病在外，令人忘忽眩运；虚而微，则为不及，病在内，令人胸胁胀满。（《医学启源·卷之上·五脏六腑，除心包络十一经脉证法》）

三、 肝的虚实寒热及是动、 所生病

1. 虚实寒热

肝中热，则喘满多嗔，目痛，腹胀不嗜食，所作不定，梦中惊悸，眼赤，视物不明，其脉左关阳实者是也。肝虚冷，则胁下坚痛，目盲臂痛，发寒热如疟状，不欲食，妇人则月水不来，气急，其脉左关上沉而弱者是也。此寒热虚实，生死逆顺之法也。（《医学启源·卷之上·五脏六腑，除心包络十一经脉证法》）

2. 是动、 所生病

《主治备要》云：是动则病腰痛，甚则不可俯仰，丈夫癩疝，

妇人小腹肿，甚则嗌干，面尘脱色，主肝所生病者，胸中呕逆，飧泄狐疝，遗尿闭癃病。（《医学启源·卷之上·五脏六腑，除心包络十一经脉证法》）

四、肝病的演变及预后

肝病头痛目眩，胁满囊缩，小便不通，十日死。又身热恶寒，四肢不举，其脉当弦而急；反短涩者，乃金克木也，死不治。（《医学启源·卷之上·五脏六腑，除心包络十一经脉证法》）

五、肝病治疗法则及常用药物

1. 有余泻之

肝实则为有余，故用泻，下分五法。

泻子：心为肝之子，泻心火，所以泻子也。甘草。

行气：肝主血，而气者所以行乎血，气滞则血凝，行血中之气正以行血也。香附、川芎、瞿麦、牵牛、青橘皮。

行血：血凝滞不行则为实，旧血不去则新血不流，破血乃所以行血也。红花、鳖甲、桃仁、莪术、京三棱、穿山甲、大黄、水蛭、虻虫、苏木、牡丹皮。

镇惊：邪入肝经则魂不安而善惊，逐风热，坠痰涎，皆所以镇之也。雄黄、金箔、铁落、珍珠、代赭石、夜明砂、胡粉、银箔、铅丹、龙骨、石决明。

搜风：肝主风木，故诸风属肝，搜风之法，于肝经独详。羌活、荆芥、薄荷、槐子、蔓荆子、白花蛇、独活、皂荚、乌头、防风、白附子、僵蚕、蝉蜕。（《脏腑标本寒热虚实用药式》）

2. 不足补之

肝虚则为不足，故用补，下分三法。

补母：肾为肝之母，故云肝无补法，补肾即所以补肝也。枸杞、杜仲、狗脊、熟地黄、苦参、萆薢、阿胶、菟丝子。

补血：血宜流通，而恶壅滞。补血之中，兼以活血，乃善用补者也。当归、牛膝、续断、白芍药、血竭、没药、川芎。

补气：木性条达，郁遏之则其气不扬，辛以补之，所以达其

气。天麻、柏子仁、苍术、菊花、细辛、密蒙花、决明子、谷精草、生姜。(《脏腑标本寒热虚实用药式》)

肝虚以陈皮、生姜之类补之，经曰：虚则补其母。水能生木，肾乃肝之母。肾，水也，若补其肾，熟地黄、黄柏是也。如无他证，钱氏地黄丸主之。实则白芍药泻之，如无他证，钱氏泻青丸主之。实则泻其子，心乃肝之子，以甘草泻心。(《医学启源·卷之上·主治心法》)

3. 本热寒之

不言本寒者，不足即为虚寒，温补之法，已见上条，省文也。

泻木：木中有火，泻木亦不外泻火，但酸以泻木，咸以泻火，泻中有补，与下泻火攻里，有虚实之分，与上补母补气血，又有寒温之辨。芍药、乌梅、泽泻。

泻火：苦寒泻火，亦是泻其有余，但不用攻伐，止用寒凉，亦是和解之法。黄连、龙胆草、黄芩、苦茶、猪胆。

攻里：行血亦用大黄，是行血亦攻里，但攻里不必行血，故另立攻里一条，皆所以泻实火也。大黄。(《脏腑标本寒热虚实用药式》)

4. 标热发之

肝主筋，在肌肉之内，邪入肝经，寒变为热，故不言标寒。(《脏腑标本寒热虚实用药式》)

5. 和解

肝之表，少阳也，故用少阳和解之法。柴胡、半夏。(《脏腑标本寒热虚实用药式》)

6. 解肌

邪入筋而用解肌法，解肌而用太阳发表药，盖邪已深入，引之从肌肉而皮毛也。桂枝、麻黄。(《脏腑标本寒热虚实用药式》)

第二节 胆

一、胆的生理

胆属阳，六腑也。(《医学启源·卷之上·手足阳明》)

胆子风木，足少阳胆，属少阳，足经寻。(《医学启源·卷之上·手足阳明》)

胆之经，足少阳，风，甲木。经曰：胆者，中清之腑也，号曰将军，决断出焉。能喜怒刚柔，与肝为表里也，足少阳是其经也。(《医学启源·卷之上·五脏六腑，除心包络十一经脉证法》)

胆属木，为少阳相火，发生万物，为决断之官，十一脏取决于此。(《脏腑标本寒热虚实用药式》)

二、胆的病理及脉象

1.病理

本病：口苦，呕苦汁，善太息，心中澹澹，如人将捕之，目昏，不眠。

标病：寒热往来，痎疟，胸胁痛，头额痛，耳痛鸣聋，瘰疬结核马刀。足小趾、次趾不用。(《脏腑标本寒热虚实用药式》)

2.脉象

《脉诀》云：左关，肝与胆脉之所生也。先以轻手得之，是胆，属表；后以重手取之，是肝，属里也。肝合筋，肝脉循经而行。持脉指法，如十二菽之重，按至筋平，脉道如筝弦者，为弦；脉道迢迢者，为长。此弦长，乃肝家不病之状也。肝脉本部在筋，若出筋上，见于皮肤、血脉之间者，是其浮也；入于筋下，见于骨上，是其沉也。临病细推之，举一知十之道也。(《医学启源·卷之上·五脏六腑，除心包络十一经脉证法》)

三、胆的虚实寒热及是动、所生病

1.虚实寒热

虚则伤寒，恐畏头眩，不能独卧；实则伤热，惊悸，精神不守，卧起不定，玄水发，其根在胆。又肝咳不已，则传邪入胆，呕青汁也。又胆有水，则从头肿至足也。胆病则善太息，口苦，吐宿汁，心中戚戚恐，如人将捕之，咽中介介然数唾。又睡卧则胁下痛，口苦，多太息。邪气客于胆，则梦斗讼，脉在左关上浮而得之者，是其部也。胆实热，则精神不守。胆热则多肿，胆冷则多眠。又左关上脉阳微者，胆虚；阳数者，胆实；阳虚者，胆绝也。以上皆虚实寒热，生死脉证之法也。（《医学启源·卷之上·五脏六腑，除心包络十一经脉证法》）

2. 是动、所生病

《主治备要》云：是动则病口苦，善太息，胸胁痛，不能转侧，甚则面微有尘，体无膏泽，足外反热，是为阳厥。是主胆所生病者，头痛颔肿，目锐眦痛，缺盆中肿痛，腋下肿，马刀挟瘿，汗出振寒，疟，胸、肋、胁、髀、膝，外至胫、绝骨、外踝前及诸节皆痛。（《医学启源·卷之上·五脏六腑，除心包络十一经脉证法》）

四、 胆病治疗法则及常用药物

1. 胆实吐之

胆满而不实，可吐之而已。（医学启源·卷之上·五脏六腑，除心包络十一经脉证法》）

2. 实火泻之

木旺生火，火有余则为实，故用泻。泻胆相火有余，则胆实，泻火所以泻胆也。龙胆草、牛胆、猪胆、生蕤仁、生酸枣仁、黄连、苦茶。（《脏腑标本寒热虚实用药式》）

3. 虚火补之

肝肾亏弱，相火易虚，故用补。温胆，胆虚则寒，故宜温补，补气补血，所以温之也。人参、细辛、半夏、当归、炒蕤仁、炒酸枣仁、地黄。（《脏腑标本寒热虚实用药式》）

4. 本热平之

不言本寒者，已具温胆条中，省文也。降火泻胆条中，亦多降火之药，但火兼虚实，前言其实，此兼言其虚。黄芩、黄连、芍

药、连翘、甘草。(《脏腑标本寒热虚实用药式》)

5. 胆怯镇之

镇惊肝藏魂,有热则魂不安,而胆怯,重以止怯,所以镇之也。黑铅、水银。(《脏腑标本寒热虚实用药式》)

6. 标热和之

不言标寒者,少阳半表,所主在筋,邪入于筋,较肌肉更深,则寒变为热。和解和法,较解肌更轻。柴胡、芍药、黄芩、半夏、甘草。(《脏腑标本寒热虚实用药式》)

第三节 心

一、 心的生理

心藏神。(《医学启源·卷之下·用药备旨》)

心之经,心脉本部在于血,手少阴君,丁火也。

经曰:心者,五脏之尊也,号帝王之称也。与小肠通为表里,神之所舍。又主于血,属火,旺于夏,手少阴、太阳是其经也。(《医学启源·卷之上·五脏六腑,除心包络十一经脉证法》)

藏神,为君火,包络为相火,代君行令,主血,主言,主汗,主笑。(《脏腑标本寒热虚实用药式》)

二、 心的病理及脉象

1. 病理

本病:诸热瞀瘛,惊惑谵妄烦乱,啼笑骂詈,怔忡健忘,自汗,诸痛痒疮疡。

标病:肌热,畏寒战栗,舌不能言,面赤目黄,手心烦热,胸胁满,痛引腰背肩胛肘臂。(《脏腑标本寒热虚实用药式》)

2、脉象

凡夏脉钩,来盛去衰,故曰钩,反此者病。来盛去亦盛,为太过,病在外;来衰去亦衰,为不足,病在内。太过,令人身热而骨痛,口疮而舌焦引水;不及,令人躁烦,上为咳唾,下为气泄。其

脉如循琅玕，如连珠，曰平；来而啄啄连属，其中微曲，曰病；脉
来前曲后倨，如操带钩，曰死。思虑过多则怵惕，怵惕则伤心，心
伤则神失，神失则恐惧。又真心痛，手足寒而过节，则旦占夕死。
又心有水气，身肿不得卧，烦躁。心中风，则吸吸发热，不能行
立，饥而不能食，食则呕吐。夏心脉王，左手寸口浮大而散，曰
平；反此则病。若沉而滑者，水"来"克火，十死不治。长而弦
者，木来归子，不治自愈。缓而大者，土来入火，为微邪相干，无
所害。心病则胸中痛，胁满胀，肩背臂膊皆痛。

心脉沉之小而紧，浮之不喘，苦心下气坚，食不下，喜咽唾，
手热烦满，多忘，太息，此得之思虑太过也。其脉急甚，瘛疭；微
急则心中痛，引前后胸背，不下食。缓甚则痛引背，善泪。小甚则
哕，微小则消瘅。滑甚则为渴，微滑则心疝，引济腹鸣。涩甚谙不
语。又心脉坚搏而长，主舌强不能言；软而散，当慑怯不食也。又
急甚则心疝，脐下有病形，烦闷少气，大热上煎。(《医学启源·卷
之上·五脏六腑，除心包络十一经脉证法》)

三、 心的虚实寒热及是动、 所生病

1. 虚实寒热

虚则多惊悸惕惕然无眠，胸腹及腰背引痛，喜悲。心积气久不
去，则苦烦，心中痛。实则笑不休，梦火发；心气盛则梦喜笑及恐
畏。邪气客于心，则梦烟火，心胀气短，夜卧不宁，懊恼，气逆往
来，腹中热，喜水涎出。(《医学启源·卷之上·五脏六腑，除心包
络十一经脉证法》)

心气实而大便不利，腹满身热而重，温温欲吐，吐而不出，喘
息急，不安卧，其脉左寸口与人迎皆实大者是也。心虚则恐悸多
惊，忧思不乐，胸腹中苦痛，言语战栗，恶寒恍惚，面赤目黄，喜
血衄，其脉左寸口虚而微者是也。此心脏寒热虚实，生死逆顺脉证
也。(《医学启源·卷之上·五脏六腑，除心包络十一经脉证法》)

2. 是动、 所生病

《主治备要》云：是动则病嗌干心痛，渴而欲饮，是为臂厥。

主心所生病者，目黄，心胁痛，臑臂内后廉痛厥，掌中热痛。(《医学启源·卷之上·五脏六腑，除心包络十一经脉证法》)

四、 心病的演变及预后

心病，日中慧，夜半甚，平旦静。又左手脉大，手热腋肿；大甚，胸中满而烦，澹澹大动，面赤目黄也。心病，先心痛，时刻不止，关格不通，身重不已，三日死。心虚甚，则畏人，瞑目欲眠，精神不守，魂魄妄行。

又心病狂言，汗出如珠，身厥冷，其脉当浮而大，反沉濡而滑，其色当赤，而反黑者，水克火，不治，十死。又心积，沉之空空，上下往来无常处，病胸满悸，腹中热，面颊赤，咽干，躁烦掌热，甚则吐血，夏瘥冬甚，宜急疗之，止于旬日也。又赤黑色入口必死也。面目赤色亦死，赤如衃血亦死。又忧恚思虑太过，心气内去，其色反和而盛者，不出十日死。扁鹊云：心绝一日死，色见凶多，人虽健敏，号曰行尸，一年之中，祸必至矣。又其人语声前宽后急，后声不接前声，其声浊恶，其口不正，冒昧善笑，此风入心也。又心伤则心损，手足不遂，骨节离解，舒缓不自由，利下无休，此病急宜治之，不过十日而亡矣。又笑不休，呻而复忧，此水乘火也，阴击于阳，阴起阳伏，伏则热，热生狂冒，谵乱妄言，不可采问，心已损矣。扁鹊云：其人唇口赤色可治，青黑色即死。又心疟，则先烦而后渴，翕翕发热也，其脉浮紧而大是也。心气实而大便不利，腹满身热而重，温温欲吐，吐而不出，喘息急，不安卧，其脉左寸口与人迎皆实大者是也。心虚则恐悸多惊，忧思不乐，胸腹中苦痛，言语战栗，恶寒恍惚，面赤目黄，喜血衄，其脉左寸口虚而微者是也。此心脏寒热虚实，生死逆顺脉证也。(《医学启源·卷之上·五脏六腑，除心包络十一经脉证法》)

五、 心病治疗法则及常用药物

1. 酸软补泻

心苦缓，以五味子之酸收之。心欲软，软以芒硝之咸，补以泽泻之咸，泻以人参、甘草、黄芪之甘。

实则甘草泻之，如无他证，钱氏方中，重则泻心汤，轻则导赤散是也。

心虚则以炒盐补之。虚则补其母，木能生火，肝乃心之母，肝母生心火也。生姜补肝，如无他证，钱氏安神丸是也。（《医学启源·卷之上·五脏六腑，除心包络十一经脉证法》）

心虚则炒盐补之，虚则补其母，木能生火，肝乃心之母。肝、木也；心、火也。以生姜泻肝。如无他证，钱氏安神丸是也。实则甘草泻之，如无他证，以钱氏方中重则泻心汤，轻则导赤散。（《医学启源·卷之上·主治心法》）

2. 火实泻之

心属火，邪气有余，则为火实，故用泻，下分四法。

泻子：土为火之子，泻脾胃之热，而心火自清。黄连、大黄。

气：火入上焦，则肺气受伤，甘温以益元气，而热自退，虽以补气，亦谓之泻火，火入下焦，则小肠与膀胱气化不行，通水道，泻肾火，正以导赤也。甘草、人参、赤茯苓、木通、黄柏。

血：火入血分，则血热，凉血所以泻火。丹参、牡丹皮、生地黄、元参。

镇惊：心藏神，邪入心包，则神不安，化痰清热，兼以重坠，亦镇惊之义也。朱砂、牛黄、紫石英。（《脏腑标本寒热虚实用药式》）

3. 神虚补之

心藏神，正气不足，则为神虚，故用补，下分三法。

补母：木为火之母，肝虚则无以生火，故补心必先补肝。细辛、乌梅、酸枣仁、生姜、陈皮。

气：膻中为气海，膻中清阳之气不足，当温以补之，即降浊升清，亦所以为补也。桂心、泽泻、白茯苓、茯神、远志、石菖蒲。

血：心主血，补心必先补血，生新去滞，皆所以为补也。当归、熟地黄、乳香、没药。（《脏腑标本寒热虚实用药式》）

4. 本热寒之

不言本寒者，心虚则寒，上补虚条中已载，省文也。

泻火：黄芩、竹叶、麦门冬、芒硝、炒盐。

凉血：凉血亦不外泻火，但泻血中之火，则为凉血。生地黄、栀子、天竺黄。(《脏腑标本寒热虚实用药式》)

5. 标热发之

不言标寒者，心经在上，非寒邪所能干。且心主血脉，邪入于脉，已非在表，有热无寒可知。

散火：火郁则发之，升散之药，所以顺其性而发之，与解表发表之义不同。甘草、独活、麻黄、柴胡、龙脑。(《脏腑标本寒热虚实用药式》)

第四节　小肠

一、 小肠的生理

小肠经，手太阳，丙火。

小肠者，受盛之腑也，与心为表里，手太阳是其经也。(医学启源·卷之上·五脏六腑，除心包络十一经脉证法)

主分泌水谷，为受盛之官。(《脏腑标本寒热虚实用药式》)

二、 小肠的病理及脉象

1. 病理

本病：大便水谷利，小便短，小便闭，小便血，小便自利，大便后血，小肠气痛，宿食夜热旦止。

标病：身热恶寒，嗌痛颔肿，口糜耳聋。(《脏腑标本寒热虚实用药式》)

2. 脉象

心者，主也，神之舍也，其脏固密，而不易伤，伤则神去，神去则心死矣。故人心多不病，病即死不可治也，惟小肠受病多也。

《脉诀》云：左寸，小肠心脉之所出也，先以轻手得之，是小肠，属表；后以重手得之，是心，属里。心合血脉，心脉循血脉而行，持脉指法，如六菽之重，按至血脉而得者为浮；稍稍加力，脉道粗大者为大；又稍稍加力，脉道润软者为散。此乃浮大而散，心家不病脉之状也。心脉本部，在于血脉，若出于血脉之上，见于皮肤之间，是其浮也；入于血脉之下，见于筋骨之分，是其沉也。（医学启源·卷之上·五脏六腑，除心包络十一经脉证法）

三、 小肠的虚实寒热及是动、 所生病

1. 寒热虚实

小肠实则伤热，伤热则口疮生；虚则伤寒，伤寒则泄脓血，或泄黑水，其根在小肠也。小肠寒则下肿，重有热久不出，则渐生痔；有积则夕发热而旦止；病气发则使人腰下重，食则窘迫而便难，是其候也。小肠胀则小腹䐜胀，引腰而痛厥；邪入小肠，则梦聚井邑中，或咽痛颔肿，不可回首，肩似拔，臑似折也。

有热邪则小便赤涩，实则口生疮，身热往来，心中烦闷，身重。小肠主于舌之官也，和则能言，而机关利健，善别其味也。虚则左寸口脉浮而微，软弱不禁按，病惊惧狂无所守，心下空空然不能言语者。此小肠虚实寒热，生死逆顺脉证之法也。（医学启源·卷之上·五脏六腑，除心包络十一经脉证法）

2. 是动、 所生病

《主治备要》云：是动气也，则病嗌痛颔肿，不可以顾，肩似拔，臑似折，是主液血所生病者，耳聋，目黄，颊肿，颈、颔、肩、臑、肘、臂外后廉痛。（医学启源·卷之上·五脏六腑，除心包络十一经脉证法）

四、 小肠病的演变及预后

小肠绝者，六日死，绝则发直如麻，汗出不已，不能屈伸。又心病传小肠，小肠咳则气咳，气咳一齐出也。

又左寸口阳绝者，则无小肠脉也，六日死。（医学启源·卷之上·五脏六腑，除心包络十一经脉证法）

五、 小肠病治疗法则及常用药物

1. 实热泻之

小肠承胃之下脘，而下输膀胱，大肠实热则不能泌别清浊，故

用泻，下分二法。

气：气分有热则水谷不分，行水即以导热。木通、猪苓、滑石、瞿麦、泽泻、灯蕊。

血：热入血分则血妄行，清热所以凉血止血。地黄、蒲黄、赤茯苓、栀子、丹皮。(《脏腑标本寒热虚实用药式》)

2. 虚寒补之

小肠属火，化物出焉，虚寒则失其职，故用补，下分二法。

气：胃为小肠上流，胃气虚则湿流小肠而水谷不分，调补胃气，即以补小肠之气也。白术、楝实、茴香、砂仁、神曲、扁豆。(《脏腑标本寒热虚实用药式》)

血：血分寒虚，则多凝滞，补阳行气，所以活血而补血也。桂心、延胡索。

3. 本热寒之

不言本寒者，虚寒已见上条，省文也。

降火：小肠与心为表里，心火太旺，往往下传于小肠，降心火，所以清小肠之上流也。黄柏、黄芩、黄连、连翘、栀子。(《脏腑标本寒热虚实用药式》)

4. 标热散之

阳邪中上，阴邪中下，手太阳经脉在上，非寒邪所能干，故止言标热。

解肌：阳邪每多自汗之证，故不用发表，且小肠经专主上部，与足阳明解肌不同。藁本、羌活、防风、蔓荆。(《脏腑标本寒热虚实用药式》)

第五节 脾

一、 脾的生理

脾藏意与智。(《医学启源·卷之下·用药备旨》)

脾之经，脾脉本在肌肉，足太阴，湿，己土。

经曰：脾者，土也，谏议之官，主意与智，消磨五谷，寄在胸中，养于四旁，旺于四季，正主长夏，与胃为表里，足太阴阳明，是其经也。（医学启源·卷之上·五脏六腑，除心包络十一经脉证法）

藏意，属土，为万物之母，主营卫，主味，主肌肉，主四肢。（《脏腑标本寒热虚实用药式》）

二、脾的病理及脉象

1. 病理

本病：诸湿肿胀，痞满噫气，大小便闭，黄疸痰饮，吐泻霍乱，心腹痛，饮食不化。

标病：身体胕肿，重困嗜卧，四肢不举，舌本强痛，足大趾不用，九窍不通，诸痉项强。（《脏腑标本寒热虚实用药式》）

2. 脉象

其脉来似流水，曰太过，病在外也；如鸟距，曰不及，病在内。太过令人四肢沉重，言语謇涩；不及令人中满，不食乏力，手足缓弱不遂，涎引口中，四肢肿胀，溏泄不时，梦中饮食。脾脉来而和柔者，如鸡践地，曰平；来实而满，稍数，如鸡举足，曰病；又如鸟之啄，如鸟之距，如屋之漏，曰死。中风则翕翕发热，状如醉人，腹中烦满，皮肉眴眴而起，其脉阿阿然缓，曰平；反弦急者，肝来克脾也，真鬼相遇，大凶之兆也。又微涩而短者，肺乘于脾，不治自愈；又沉而滑者，肾来乘脾，亦为不妨。又浮而洪，心来生脾，不为疾耳。

脉急甚，则瘈疭；微急，则膈中不利，食不下而还出。缓甚，则痿厥；微缓，则风痿，四肢不收。大甚，则暴仆；微大，则痹疝，气裹大脓血在肠胃之外。小甚，则寒热作；微小，则消瘅。滑甚，则癫疝；微滑，则虫毒，肠鸣中热。涩甚，则肠癞；微涩，则内溃下脓血。脾脉至，大而虚，则有积。（《医学启源·卷之上·五脏六腑，除心包络十一经脉证法》）

三、 脾的虚实寒热及是动、 所生病

1. 虚实寒热

扁鹊云：脾病则面黄色痿，实则舌强直，不嗜食，呕逆，四肢缓；虚则多澼喜吞，注痢不已。又脾虚，则精不胜，元气乏力，手足缓弱，不能自持。脾气虚，则大便滑，小便利，汗出不止，五液注下，为五色注痢下也。又积在其中，久不愈，四肢不收，黄疸，食不为"肌肤"，气满胀喘喘而不定也。脾实则时梦筑墙垣盖屋，盛则梦歌乐，虚则梦饮食不足。厥邪客于脾，则梦大泽丘陵，风雨坏屋。脾胀则善哕，四肢急，体重，不食善噫。脾病日昳慧，平旦甚，日中持，下晡静。脾土热，则面黄目赤，季胁痛满；寒则吐涎沫而不食，四肢痛，滑泄不已，手足厥，甚则战栗如疟也。临病之时，切要明察脉证，然后投药，此脾脏虚实寒热，生死逆顺脉证之法也。(《医学启源·卷之上·五脏六腑，除心包络十一经脉证法》)

2. 是动、所生病

《主治备要》云：是动则病舌本强，食则呕，胃脘痛，腹胀善噫，得后与气，则快然如衰，身体皆重。主脾所生病者，舌本痛，体不能动摇，食不下，烦心，心下急痛，寒疟，溏瘕泄，水闭黄疸，不能卧，强立，股膝内肿厥，足大趾不用。脾苦湿，急食苦以燥之，白术；脾虚则以甘草、大枣之类补之，实则以枳壳泻之，如无他证，虚则以钱氏益黄散，实则以泻黄散。心乃脾之母，炒盐补之；肺乃脾之子，桑白皮泻之。(《医学启源·卷之上·五脏六腑，除心包络十一经脉证法》)

四、 脾病的演变及预后

脾病色黄体重，失便，目直视，唇反张，爪甲青，四肢沉，吐食，百节疼痛不能举，其脉当浮大而缓，今反弦急，其色青，死不治。又脾病，其色黄，饮食不消，心腹胀满，体重节痛，大便硬，小便不利，其脉微缓而长者，可治。

脾气绝，则十日死。唇焦枯无纹理，面青黑者，脾先死。脾病，面黄目赤者，可治；青黑色入口，半年死；色如枳实者，一日

死，吉凶休咎，皆见其色出于部分也。又口噤唇青，四肢重如山，不能自持，大小便利无休歇，饮食不入，七日死。又唇虽痿黄，语声啭啭者，尚可治。脾病，水气久不去，腹中痛鸣，徐徐热汗出，其人本意宽缓，今反急，怒语而鼻笑，不能答人，此不过一日，祸必至矣。又脾中寒热，则使人腹中痛，不下食，病甚舌强语涩，转筋卵缩，阴股腹中引痛，身重，不思食，膨胀，变则水泄不能卧者，十死不治。（医学启源·卷之上·五脏六腑，除心包络十一经脉证法）

五、 脾病治疗法则及常用药物

1. 土实泻之

脾胃俱为仓廪之官，而脾主运化，脾气太实，则中央杼轴不灵，故用泻，下分三法。

泻子：金为土之子，土满则肺气壅遏，泻肺气，所以消满。诃子、防风、桑白皮、葶苈。

吐：经云，在上者因而越之，痰血食积，壅塞上焦，涌而去之，其势最便，故用吐法，胃实不言吐者，胃主容受，脾主消化，积虽在胃，而病生于脾也。豆豉、栀子、萝卜子、常山、瓜蒂、郁金、薑汁、藜芦、苦参、赤小豆、盐汤、苦茶。

下：下法不止去结除热，凡驱逐痰水皆是也，盖脾恶湿，脾病则湿胜，土不足以制水，每生积饮之证，故与肠胃三焦下热结之法稍异。大黄、芒硝、青礞石 大戟、续随子、芫花、甘遂。（《脏腑标本寒热虚实用药式》）

2. 土虚补之

土为万物之母，而寄旺于四时，土虚则诸脏无所禀承，故用补，下分三法。

补母：土生于火，益心火，所以生脾土也。桂心、茯苓。

气：气属阳，阳气旺，则湿不停，而脾能健运。人参、黄芪、升麻、葛根、甘草、陈橘皮、藿香、葳蕤、缩砂仁、木香、扁豆。

血：脾统血，喜温而恶寒，寒湿伤脾，则气病而血亦病，甘温益脾，则阳能生阴，所以和血而补血也，与他脏养血之法不同。白术、苍术、白芍药、胶饴、大枣、干姜、木瓜、乌梅、蜂蜜。(《脏腑标本寒热虚实用药式》)

脾虚则甘草、大枣之类补之，实则以枳壳泻之。如无他证，虚则以钱氏益黄散，实则泻黄散。心乃脾之母，以炒盐补之；肺乃脾之子，以桑白皮泻肺。(《医学启源·卷之上·主治心法》)

3. 本湿除之

不言寒热者，实兼寒热也，下分二法。

燥中宫：脾恶湿，燥湿所以健脾，脾喜温，故只言寒湿，不言湿热，且湿去而热自除也。白术、苍术、橘皮、半夏、吴茱萸、南星、草豆蔻、白芥子。

洁净府：水乃湿之原，行水乃以除湿，故治湿必利小便。木通、赤茯苓、猪苓、藿香。(《脏腑标本寒热虚实用药式》)

4. 标湿渗之

脾之经络，受伤者，不止于湿，外感之湿中人，不止脾之一经，脾专言湿，举一以概其余也，以湿属脾，从其类也。

开鬼门：湿从汗解，风能燥湿。葛根、苍术、麻黄、独活。(《脏腑标本寒热虚实用药式》)

第六节 胃

一、 胃的生理

胃之经，足阳明，湿，戊土。

胃者，脾之腑也，又名水谷之海，与脾为表里。胃者，人之根本，胃气壮，则五脏六腑皆壮也，足阳明是其经也。(《医学启源·卷之上·五脏六腑，除心包络十一经脉证法》)

属土，主容受，为水谷之海。(《脏腑标本寒热虚实用药式》)

二、 胃的病理及脉象

1. 病理

本病：噎膈反胃，中满肿胀，呕吐泻痢，霍乱腹痛，消中善饥，不消食，伤饮食，胃管当心痛，支两胁。

标病：发热蒸蒸，身前热，身后寒，发狂谵语，咽痹，上齿痛，口眼歪斜，鼻痛，衄血赤龋。（《脏腑标本寒热虚实用药式》）

2. 脉象

胃脉搏坚而长，其色黄赤者，当病折髀。其脉弱而散者，病食痹。

《脉诀》云：右关上，脾胃脉之所出也，先以轻手得之，是胃，属表；后以重手得之，是脾，属里。脾合肌肉，脾脉循肌肉而行，持脉指法，如九菽之重，按至肌肉，脉道如微风轻飐柳梢者为缓；又稍稍加力，脉道敦实者为大，此为缓大，脾家不病脉之状也。脾脉本部在肌肉，若出于肌肉之上，见于皮毛之间者，是其浮也；入于肌肉之下，见于筋骨之分者，是其沉也。（《医学启源·卷之上·五脏六腑，除心包络十一经脉证法》）

三、 胃的虚实寒热及是动、 所生病

1. 虚实寒热

右关上浮而大者，虚也；浮而短涩者，实也；浮而微滑者，亦实也；浮而迟者，寒也；浮而数者，热也。此胃腑虚实寒热，生死逆顺脉证之法也。

实则中胀便难，肢节痛，不下食，呕逆不已。虚则肠鸣胀满，滑泄。寒则腹中痛，不能食冷物；热则面赤如醉人，四肢不收持，不得安眠，语狂目乱，便硬者是也。病甚则腹胁胀满，呕逆不食，当心痛，下上不通，恶闻香臭，嫌人语，振寒，善欠伸。胃中热，则唇黑；热甚，则登高而歌，弃衣而走，颠狂不定，汗出额上，衄血不止。虚极则四肢肿满，胸中短气，谷不化，中满也。胃中风，则溏泄不已；胃不足，则多饥，不消食。病人鼻下平，则胃中病，渴者可治。（《医学启源·卷之上·五脏六腑，除心包络十一经脉证

法》)

2. 是动、所生病

《主治备要》云：是动则病凄沧振寒，善呻数欠，颜黑，病至则恶人与火，闻木声则惕然而惊，心欲动，独闭户塞牖而处，甚则登高而歌，弃衣而走，贲响腹胀，是为骭厥。（《医学启源·卷之上·五脏六腑，除心包络十一经脉证法》)

四、 胃病的演变及预后

胃气绝，五日死。（《医学启源·卷之上·五脏六腑，除心包络十一经脉证法》)

五、 胃病治疗法则及常用药物

1. 胃实泻之

胃主容受，然太实，则中焦阻塞，上下不通，故用泻，下分二法。

湿热：热胜则湿者化而为燥，故用下法。大黄、芒硝。

饮食：重者用下，轻者用消。巴豆、神曲、山楂、阿魏、硇砂、郁金、三棱、轻粉。（《脏腑标本寒热虚实用药式》)

2. 胃虚补之

土喜冲和，或热或寒，皆伤正气，耗津液，故用补，下分二法。

湿热：气虚湿胜，湿胜热生，去湿即所以去热，热去而正气自生。苍术、白术、半夏、茯苓、橘皮、生姜。

寒湿：脾中之阳气不足，则胃中之津液不行，补阳乃以健脾，亦以燥胃，故寒去而湿除，乃能上输津液，灌溉周身。干姜、附子、草果、官桂、丁香、肉豆蔻、人参、黄芪。（《脏腑标本寒热虚实用药式》)

3. 本热寒之

不言本寒者，治寒湿之法，已见上条也。

降火：土生于火，火太过则土焦，降心火，以清胃热。石膏、地黄、犀角、黄连。（《脏腑标本寒热虚实用药式》)

4. 标热解之

邪入阳明，则病在肌肉，寒变为热，故不言标寒。

解肌：阳明主肌肉，邪及肌肉，已不在表，故用解不用发。升麻、葛根、豆豉。（《脏腑标本寒热虚实用药式》）

第七节　心包

一、心包的生理

心包络，手厥阴，为母血。（《医学启源·卷之上·五脏六腑，除心包络十一经脉证法》）

二、心包是动、所生病

是动则病手心热，肘臂挛急，腋肿，甚则胸胁支满，心中憺憺大动，面赤目黄，喜笑不休，是主脉。所生病者，烦心，心痛，掌中热，治法与小肠同。（《医学启源·卷之上·五脏六腑，除心包络十一经脉证法》）

第八节　三焦

一、三焦的生理

胆、胃、三焦、膀胱、大肠、小肠，皆属阳，六腑也。（《医学启源·卷之上·手足阴阳》）

三焦亥相火手少阳。（《医学启源·卷之上·手足阴阳》）

三焦者，人之三元之气也，号曰中清之腑，总领五脏六腑，荣卫经络，内外左右上下之气也。三焦通，则上下内外左右皆通也。其于灌体周身，和内调外，荣养左右，宣通上下，莫大于此也。又名玉海水道。上则曰三管，中则曰霍乱，下则曰走泄，名虽三而归其一，有其名而无其形，亦号孤独之府。而卫出于上，荣出于中，上者络脉之系也，中者经脉之系也，下者水道之系也，亦又属膀胱之宗始，主通阴阳，调虚实，呼吸。（医学启源·卷之上·五脏六腑，除心包络十一经脉证法）

三焦为相火之用，分布命门元气，主升降出入，游行天地之间，总领五脏六腑营卫经络内外上下左右之气，号中清之腑。上主纳，中主化，下主出。(《脏腑标本寒热虚实用药式》)

二、 三焦的病理及脉象

1. 病理

有病则善腹胀气满，小腹坚，尿而不得，大便窘迫也。溢则作水，留则作胀，手少阳是其经也。(《医学启源·卷之上·五脏六腑，除心包络十一经脉证法》)

《内经》治法云：水谷之寒热感，则害人六腑，胆、胃、三焦、膀胱、大肠、小肠，满而不实，可吐之而已。(《医学启源·卷之上·三感之病》)

本病：诸热瞀瘈，暴病暴卒暴瘖，躁扰狂越，谵妄惊骇，诸血溢血泄，诸气逆冲上，诸疮疡痘疹瘤核。三焦本病，上已详叙，以下六条，皆他脏他腑之病，诸经已载，此复详叙三焦条下者，以三焦总领五脏六腑、营卫经络，无所不贯故也。

上热，则喘满，诸呕吐酸，胸痞胁痛，食饮不消，头上汗出。

中热，则善饥而瘦，解㑊中满，诸胀腹大，诸病有声，鼓之如鼓，上下关格不通，霍乱吐利。

下热，则暴注下迫，水液浑浊，下部肿满，小便淋沥不通，大便闭结，下痢。

上寒，则吐饮食痰水，胸痹，前后引痛，食已还出。

中寒，则饮食不化，寒胀，反胃吐水，湿泻不渴。

下寒，则二便不禁，脐腹冷，疝痛。

标病：恶寒战栗，如丧神守，耳鸣耳聋，嗌肿喉痹，并诸病胕肿，疼酸惊骇，手小指次指不用。(《脏腑标本寒热虚实用药式》)

2. 脉象

《脉诀》云：右尺三焦、命门脉之所出，先以轻手得之，是三焦，属表；后以重手得之，是命门，属里也。(《医学启源·卷之上·五脏六腑，除心包络十一经脉证法》)

三、 三焦的虚实寒热及是动、 所生病

1. 虚实寒热

又上焦实热，则额汗出而身无汗，能食而气不利，舌干、口焦、咽闭之类，腹胀肋胁痛。寒则不入食，吐酸水，胸背引痛，嗌干，津不纳也。实则食已而还出，膨膨然不乐。虚则不能制下，遗尿，头面肿也。中焦实热，则下上不通，腹胀而喘，下气不上，上气不下，关格不利也。寒则下利不止，饮食不消，中满。虚则肠鸣膨膨也。下焦实热，则小便不通，大便亦难，苦重痛也；虚寒则大小便泄下不止也。三焦之气和则内外和，逆则内外逆也。故云三焦者，人之三元之气也。此三焦虚实寒热，生死逆顺之法也。（《医学启源·卷之上·五脏六腑，除心包络十一经脉证法》）

2. 是动、 所生病

《主治备要》云：是动则病耳聋，浑浑焞焞，嗌肿喉痹。是主气所生病者，汗出，目锐眦痛，颊痛，耳后肩臑肘臂外皆痛，小指次指不用。（《医学启源·卷之上·五脏六腑，除心包络十一经脉证法》）

四、 三焦病治疗法则及常用药物

1. 热则凉之

上焦热，凉膈散、泻心汤；中焦热，调胃承气汤、泻脾散；下焦热，大承气汤、三才封髓丹。气分热，柴胡饮子、白虎汤；血分热，桃仁承气汤、清凉饮子；通治其热之气，三黄丸、黄连解毒汤是也。（《医学启源·卷之上·五脏六腑，除心包络十一经脉证法》）

2. 实火泻之

三焦属火，邪气有余则实，故用泻，下分三法。

汗：实在表则发汗，亦兼诸经解表之法。麻黄、柴胡、葛根、荆芥、升麻、薄荷、羌活、石膏。

吐：实在上焦，则用吐法。瓜蒂、食盐、齑汁。

下：实在中焦下焦，则用下法。大黄、芒硝。（《脏腑标本寒热虚实用药式》）

3. 虚火补之

虚火谓火不足之证，即寒也，故温之，所以为补。

上焦：人参、天雄、桂心。

中焦：人参、黄芪、丁香、木香、草果。

下焦：黑附子、肉桂、硫黄、人参、沉香、乌药、补骨脂。（《脏腑标本寒热虚实用药式》）

4. 本热寒之

不言本寒者，虚火即寒，省文也。实火亦热，但前言泻法，此不用泻而用寒，则本热不必皆实火，泻热亦不止汗、吐、下三法也，参看具有精义。

上焦：黄芩、连翘、栀子、知母、元参、石膏、生地黄。

中焦：黄连、连翘、生苄、石膏。

下焦：黄柏、知母、生苄、石膏、牡丹皮、地骨皮。（《脏腑标本寒热虚实用药式》）

5. 标热散之

三焦经脉在上，且少阳居表里之间，无所谓寒也，故不言标寒。（《脏腑标本寒热虚实用药式》）

6. 解表

解表亦是汗法，但前通言诸经汗法，此则专指本经言，故前条首言麻黄，而此条首言柴胡不用麻黄也。柴胡、细辛、荆芥、羌活、葛根、石膏。（《脏腑标本寒热虚实用药式》）

第九节 肺

一、 肺的生理

肺藏魄。（《医学启源·卷之下·用药备旨》）

注云：肝、心、脾、肺、肾，皆属阴，五脏也。（《医学启源·卷之上·手足阳明》）

肺寅燥金手太阴。（《医学启源·卷之上·手足阴阳》）

经曰：肺者，魄之舍也，生气之源，号为相傅，乃五脏之华盖也。外养皮毛，内荣肠胃，与大肠为表里，手太阴阳明是其经也。（《医学启源·卷之上·五脏六腑，除心包络十一经脉证法》）

诸气膹郁、病痿，皆属肺金。（《医学启源·卷之中·内经主治备要》）

藏魄，属金，总摄一身元气，主闻，主哭，主皮毛。（《脏腑标本寒热虚实用药式》）

二、 肺的病理及脉象

1. 病理

肺气通于鼻，和则知其香臭，有病则善咳，鼻流清涕。凡虚实寒热，则皆使人喘嗽，实则梦刀兵恐惧，肩息，胸中满；虚则寒热喘息，利下，少气力，多悲感，王于秋。（《医学启源·卷之上·五脏六腑，除心包络十一经脉证法》）

虚则不能息，身重；实则咽嗌干，喘嗽上气，肩背痛。有积，则胁下胀满痛。中风则口燥而喘，身运而重，形似冒而肿，其脉按之虚弱如葱叶，下无根者死。中热则唾血，其脉细紧浮数芤者，皆主失血，此由躁扰嗔怒劳伤得之，气壅结所为也。肺胀则其人喘咳而目如脱，其脉浮大者是也。又肺痿则吐涎沫，而咽干欲饮者，欲愈；不饮者，未瘥。又咳而遗小便者，上虚不能制其下故也。其脉沉涩者，病在内；浮滑者，病在外。（《医学启源·卷之上·五脏六腑，除心包络十一经脉证法》）

又肺疟使人心寒，寒甚则发热，寒热往来，休作不定，多惊，咳喘如有所见者是也（《医学启源·卷之上·五脏六腑，除心包络十一经脉证法》）

本病：诸气膹郁，诸痿，喘呕，气短，咳嗽，上逆，咳唾脓血，不得卧，小便数而欠，遗矢不禁。

标病：洒淅寒热，伤风自汗，肩背痛冷，臑臂前廉痛。（《脏腑标本寒热虚实用药式》）

2. 脉象

王于秋。其脉浮而毛，曰平；又浮而短涩者，肺脉也；其脉来毛而中央坚，两头虚，曰太过，则令人气逆，胸满背痛；不及，令人喘呼而咳，上气见血。又肺脉来厌厌聂聂，如循榆荚，曰平；来如循鸡羽，曰病；来如物之浮，如风吹鸟背上毛者，死。真肺脉至，大而虚，如以毛羽中人皮肤，其色白赤不泽，其毛折者死。微毛曰平，毛多曰病，毛而弦者春病，弦甚者即病。(《医学启源·卷之上·五脏六腑，除心包络十一经脉证法》)

肺胀则其人喘咳而目如脱，其脉浮大者是也。(《医学启源·卷之上·五脏六腑，除心包络十一经脉证法》)

其脉沉涩者，病在内；浮滑者，病在外。(《医学启源·卷之上·五脏六腑，除心包络十一经脉证法》)

其脉浮而紧，又滑而数，又迟而涩小，皆为肺疟之脉也。(《医学启源·卷之上·五脏六腑，除心包络十一经脉证法》)

三、 肺的虚实寒热及是动、 所生病

1. 虚实寒热

肺病实，则上气喘闷，咳嗽身热，脉大是也。虚则力乏喘促，右胁胀，言语气短者是也。乍寒乍热，鼻塞颐赤面白，皆肺病之象也。此肺脏虚实寒热，生死逆顺脉证法也。(《医学启源·卷之上·五脏六腑，除心包络十一经脉证法》)

2. 是动、 所生病

《主治备要》云：是动则病肺胀满，膨膨而喘咳，缺盆中痛甚，则交两手而瞀，此为臂厥。是主肺所生病者，咳嗽上气，喘渴烦心，胸满，臑臂内前廉痛厥，掌中热，气盛有余，则肩背痛，风寒，汗出中风，小便数而欠；气虚则肩背痛寒，少气不足以息，尿色变，遗失无度。(《医学启源·卷之上·五脏六腑，除心包络十一经脉证法》)

四、 肺病的演变及预后

又肺病，吐衄血，皮热脉数，颊赤者死。又久咳而见血身热，而短气，脉当涩，而今反浮大，色当白，而今反赤者，火克金，十死不治。肺病喘咳身寒，脉迟微者，可治。秋王于肺，其脉多浮涩

而短，曰平；反此为病。又反洪大而长，是火刑金，亦不可治；反得沉而软滑者，肾乘于肺，不治自愈；反浮大而缓者，是脾来生肺，不治自瘥；反弦而长者，是肺被肝横，为微邪，虽病不妨。（《医学启源·卷之上·五脏六腑，除心包络十一经脉证法》）

有积，则胁下胀满痛。中风则口燥而喘，身运而重，形似冒而肿，其脉按之虚弱如葱叶，下无根者死。（《医学启源·卷之上·五脏六腑，除心包络十一经脉证法》）

又肺痿则吐涎沫，而咽干欲饮者，欲愈；不饮者，未瘥。（《医学启源·卷之上·五脏六腑，除心包络十一经脉证法》）

肺死则鼻孔开而黑枯，喘而目直视也。肺绝则十二日死，其状腹满，泄利不觉出，面白目青，此为乱经，虽天命亦不可治。又饮酒当风，中于肺，咳嗽喘闷，见血者，不可治也；面黄目白，亦不可治也。肺病颊赤者死。又言谵，喘急短气，好唾，此为真鬼相害，十死十，百死百，大逆之兆也。又阳气上而不降，燔于肺，肺自结邪，胀满喘急，狂言瞑目，非当所说，而口鼻张，大小便俱胀，饮水无度，此因热伤于肺，肺化为血，半年死。（《医学启源·卷之上·五脏六腑，除心包络十一经脉证法》）

又其人素声清而雄者，暴不响亮，噎而气短，用力言语难出，视不转睛，虽未为病，其人不久。（《医学启源·卷之上·五脏六腑，除心包络十一经脉证法》）

五、 肺病治疗法则及常用药物

1. 补虚泻实

肺苦气上逆，黄芩。肺欲收以酸，白芍药也，补以五味子之酸，泻以桑白皮之辛。虚则五味子补之，实则桑白皮泻之，如无他证，钱氏泻白散，虚则用阿胶散。虚则补其母，则以甘草补土；实则泻其子，以泽泻泻肾水。（《医学启源·卷之上·五脏六腑，除心包络十一经脉证法》）

2. 气实泻之

肺主气实者，邪气之实也，故用泻，下分四法。

泻子：水为金之子，泻膀胱之水，则水气下降，肺气乃得通调。泽泻、葶苈、桑皮、地骨皮。

除湿：肺气起于中焦，胃中湿痰凝聚，其气上注于肺，去胃中湿痰，正以清肺。半夏、白矾、白茯苓、薏苡仁、木瓜、橘皮。

泻火：肺属金，畏火，火有君相之别，君火宜清，相火有从逆两治，气实只宜逆治。粳米、石膏、寒水石、知母、诃子。

通滞：邪气有余，壅滞不通，去其滞气，则正气自行。枳壳、薄荷、干生姜、木香、厚朴、杏仁、皂荚、桔梗、紫苏梗。（《脏腑标本寒热虚实用药式》）

3. 气虚补之

正气虚，故用补，下分三法。

补母：土为金母，补脾胃，正以益肺气。甘草、人参、升麻、黄芪、山药。

润燥：补母是益肺中之气，润燥是补肺中之阴，金为火刑则燥，润燥不外泻火，泻实火则用苦寒，泻虚火则用甘寒。蛤蚧、阿胶、麦门冬、贝母、百合、天花粉、天门冬。

敛肺：久咳伤肺，其气散漫，或收而补之，或敛而降之，宜于内伤，外感禁用。乌梅、粟壳、五味子、白芍、五倍子。（《脏腑标本寒热虚实用药式》）

肺虚则五味子补之，实则桑白皮泻之。如无他证，实则用钱氏泻白散，虚则用阿胶散。虚则以甘草补土，补其母也；实则泻子，泽泻泻其肾水。（《医学启源·卷之上·主治心法》）

4. 本热清之

清热不外泻火润燥，前分虚实，此分标本寒热，意各有注，故药味亦多重出。

清金：清金不外滋阴降火，甘寒苦寒，随虚实而用。黄芩、知母、麦门冬、栀子、沙参、紫菀、天门冬。（《脏腑标本寒热虚实用药式》）

5. 本寒温之

金固畏火，而性本寒冷，过用清润，肺气反伤，故曰形寒饮冷则伤肺。

温肺：土为金母，金恶燥而土恶湿，清肺太过，脾气先伤，则土不能生金，故温肺必先温脾胃，亦补母之义也。丁香、藿香、款冬花、檀香、白豆蔻、益智仁、缩砂仁、糯米、百部。(《脏腑标本寒热虚实用药式》)

6. 标寒散之

不言标热者，肺主皮毛，邪气初入，则寒尤未变为热也。

解表：表指皮毛，属太阳，入肌肤则属阳明，入筋骨则属少阳，此解表解肌和解，有浅深之不同也。麻黄、葱白、紫苏。(《脏腑标本寒热虚实用药式》)

第十节　大肠

一、大肠的生理

胆、胃、三焦、膀胱、大肠、小肠，皆属阳，六腑也。

大肠卯燥金手阳明。(医学启源·卷之上·手足阴阳)

经曰：大肠者，肺之腑也，传道之司，号监仓之官。肺病久，则传入大肠，手阳明是其经也。(《医学启源·卷之上·五脏六腑，除心包络十一经脉证法》)

属金，主变化，为传送之官。(《脏腑标本寒热虚实用药式》)

二、大肠的病理及脉象

1. 病理

本病：大便闭结，泄痢下血，里急后重，痔痔脱肛，肠鸣而痛。

标病：齿痛喉痹，颈肿口干，咽中如梗，衄血，目黄，手大指次指痛，宿食发热，寒栗。(《脏腑标本寒热虚实用药式》)

2. 脉象

《脉诀》云：右寸大肠肺脉之所出也，先以轻手得之，是大肠，属表；后以重手得之，是肺，属里。肺合皮毛，肺脉循皮毛而行，持脉指法，如三菽之重，按至皮毛而得之者，为浮；稍稍加力，脉道不利，为涩；又稍加力，脉道缩入关中，上半指不动，下半指微动者，为短。此乃浮涩而短，肺不病之状也。肺脉本部出于皮毛之上，见于皮肤之表，是其浮也；入于血脉肌肉之分，是其沉也。（《医学启源·卷之上·五脏六腑，除心包络十一经脉证法》）

三、 大肠的虚实寒热及是动、 所生病

1. 虚实寒热

大肠者，乍虚乍实，乍来乍去，寒则溏泄，热则后重，有积物则发寒栗而战，热则发渴如疟状。积冷不去，则当脐痛，不能久立，痛已则泄白物是也。虚则喜满喘嗽，咽中如核妨矣。此乃大肠虚实寒热，生死逆顺脉证之法也。（《医学启源·卷之上·五脏六腑，除心包络十一经脉证法》）

2. 是动、 所生病

《主治备要》云：是动则病齿痛，颈肿。是主津液所生病者，目黄，口干，鼽衄，喉痹，肩前臑痛，大指次指痛不用。气有余，则当脉所过者热肿，虚则寒栗不复。（《医学启源·卷之上·五脏六腑，除心包络十一经脉证法》）

四、 大肠病的演变及预后

寒则泄，热则结，绝则利下不止而死。热极则便血。又风中大肠则下血。又实热则胀满而大便不通；虚寒则滑泄不止。（《医学启源·卷之上·五脏六腑，除心包络十一经脉证法》）

五、 大肠病治疗法则及常用药物

1. 肠实泻之

大肠主出糟粕，邪气有余，壅滞不通，则为实，故用泻，下分两法。

热：热结于肠，大便不通，寒以下之。大黄、芒硝、芫花、牵牛、巴豆、郁李仁、石膏。

气：气塞则壅，行气破气则滞自下。枳壳、木香、橘皮、槟榔。（《脏腑标本寒热虚实用药式》）

2. 肠虚补之

大肠多气少血，气血不足则虚，故用补，下分五法。

气：补气不外下文升阳、降湿二法，此所谓气，疑指风言，盖风为阳气，善行空窍，风气入肠，则为肠鸣、泄泻诸证，故药只举皂荚一味，正以其入肠而搜风也。皂荚。

燥：燥属血分，金被火伤，则血液枯燥，养血所以润燥也。桃仁、麻仁、杏仁、地黄、乳香、松子、当归、肉苁蓉。

湿：土为金母，脾虚湿胜，则水谷不分，下渗于大肠，而为泄泻，燥脾中之湿，所以补母也。白术、苍术、半夏、硫黄。

陷：清气在下，则生飧泄，胃中清阳之气，陷入下焦，升而举之，如补中益气，升阳除湿之法是也。升麻、葛根。

脱：下陷不已，至于滑脱，涩以止之，所以收敛正气也。龙骨、白垩、诃子、粟壳、乌梅、白矾、赤石脂、禹余粮、石榴皮。（《脏腑标本寒热虚实用药式》）

3. 本热寒之

大肠属金恶火，肺火下移大肠，每多无形之热，故宜寒之。

清热：实热则泻，虚热则清，前言其实，此言其虚，省文也。秦艽、槐角、地黄、黄芩。（《脏腑标本寒热虚实用药式》）

4. 本寒温之

金寒水冷，每多下利清谷，故用温。

温里：温里亦所以补虚，前补虚条中未之及，亦省文也。干姜、附子、肉豆蔻 。（《脏腑标本寒热虚实用药式》）

5. 标热散之

不言标寒者，邪入阳明，已变为热，且手阳明经脉在上，非寒邪所干。

解肌：阳明主肌肉，已非在表，不可发汗，第用解肌之法。石膏、白芷、升麻、葛根。（《脏腑标本寒热虚实用药式》）

第十一节　肾

一、肾的生理

肾藏精与志。（《医学启源·卷之下·用药备旨》）

注云：肝、心、脾、肺、肾，皆属阴，五脏也。（《医学启源·卷之上·手足阳明》）

肾西寒水足少阴。（《医学启源·卷之上·手足阳明》）

经曰：肾者，精神之舍，性命之根，外通于耳，男子以藏精，女子以系胞，与膀胱为表里，足少阴太阳是其经也。肾气绝，则不尽天命而死也。（《医学启源·卷之上·五脏六腑，除心包络十一经脉证法》）

诸寒收引，皆属肾水。（《医学启源·卷之中·内经主治备要》）

志，属水，为天一之源，主听，主骨，主二阴。（《脏腑标本寒热虚实用药式》）

二、肾的病理及脉象

1. 病理

肾有水，则腹胀脐肿，腰重痛，不得尿，阴下湿，如同牛鼻头汗出，足为逆寒，大便难。肾病，手足冷，面赤目黄，小便不禁，骨节烦疼，小腹结瘀热，气上冲心，脉当沉细而滑，今反浮大，其色当黑，今反黄，其人吸吸少气，两耳若聋，精自出，饮食少，便下清谷，脉迟可治。（《医学启源·卷之上·五脏六腑，除心包络十一经脉证法》）

肾胀则腹痛满，引脊腰痹痛。肾病夜半平，四季甚，下晡静。肾生病，口热舌干，咽肿，上气，嗌干及痛，烦心而痛，黄疸，肠癖，痿厥，腰脊背急痛，嗜卧，足心热而痛，胕酸。（《医学启源·卷之上·五脏六腑，除心包络十一经脉证法》）

虚则胸中痛。阴邪入肾，则骨痿腰痛，上引背脊痛。（《医学启

源·卷之上·五脏六腑，除心包络十一经脉证法》）

本病：诸寒厥逆，骨痿腰痛，腰冷如冰，足胕肿寒，少腹满急疝瘕，大便闭泄，吐利腥秽，水液澄澈清冷不禁，消渴引饮。

标病：发热不恶热，头眩头痛，咽痛舌燥，脊股后廉痛。（《脏腑标本寒热虚实用药式》）

2. 脉象

其脉沉滑曰平，反此者病。其脉来如弹石，名曰太过，病在外；其去如解索，谓之不及，病在内。太过令人解亦脊痛，而少气不欲言；不及则令人心悬，小腹满，小便滑，变黄色。又肾脉来喘喘累累如钩，接之紧曰平；又来如引葛，按之益坚曰病；来如转索，辟如弹石曰死。又肾脉但石无胃气亦死。（《医学启源·卷之上·五脏六腑，除心包络十一经脉证法》）

过房，汗出当风，浴水久立，则肾损，其脉急甚，则病痿；微急则沉厥奔豚，足不收。缓甚则虚损；微缓则洞泄，食不下，入咽还出。大甚则阴痿；微大则水气起脐下，其肿垂垂然而上至胸者，死不治。小甚则亦洞泄；微小则消瘅。滑甚则癃癫；微滑则骨痿，坐不能起，目视见花。涩甚则寒壅塞；微涩则不月痔疾。其脉之至也，坚而大，有积气在阴中及腹内也，名曰肾痹，得之浴清水，卧湿地来。沉而大坚，浮之而紧，手足肿厥，阴痿不起，腰背痛，小腹肿，心下有水气，时胀满而洞泄，此因浴水末干，而房事得之也。虚则梦舟舡溺人，得其时，梦伏水中，若有所畏；实则梦临深投水中。（《医学启源·卷之上·五脏六腑，除心包络十一经脉证法》）

三、 肾的虚实寒热及是动、 所生病

1. 虚实寒热

实则烦闷，脐下重；热则口舌焦而小便涩黄；寒则阴中与腰背俱肿疼，面黑耳聋，干呕而不食，或呕血者是也。又喉鸣，坐而喘咳，唾血出，亦为肾虚寒，气欲绝者。此肾脏虚实寒热，生死逆顺脉证之法也。（《医学启源·卷之上·五脏六腑，除心包络十一经脉证法》）

2. 是动、所生病

《主治备要》云：是动则病饥不欲食，面如漆柴，咳唾则有血，喝喝而喘，坐而欲起，目䀮䀮如无所见，心如悬若饥状，气不足则善恐，心惕惕然如人将捕之，是为骨厥。是主肾所生病者，口热，舌干，咽肿，上气，嗌干及痛，烦心，心痛，黄疸，肠澼，脊股内后廉痛，痿厥，嗜卧，足下热而痛也。（《医学启源·卷之上·五脏六腑，除心包络十一经脉证法》）

四、 肾病的演变及预后

冬则脉沉而滑曰平，反浮大而缓，是土来克水，大逆，十死不治；反浮涩而短，是肺来乘肾，虽病易治；反弦细而长者，肝来乘肾，不治自愈；反浮大而洪，心来乘肾，不妨，肾病腹大胫肿，喘咳身重，寝汗出，憎风。（《医学启源·卷之上·五脏六腑，除心包络十一经脉证法》）

肾病久不愈，而膂筋疼，小便闭，而两胁胀满，目盲者死。肾之积，苦腰脊相引而痛，饥见饱减，此肾中寒结在脐下也。积脉来细而软，附于骨者是也，面白目黑，肾已内伤，八日死。又阴缩，小便不出，出而不止者，亦死。又其色青黄连耳，其人年三十许，百日死；若偏在一边，一年死。（《医学启源·卷之上·五脏六腑，除心包络十一经脉证法》）

五、 肾病治疗法则及常用药物

1. 润坚补泻

肾苦燥，则以辛润之，知母、黄柏是也。肾欲坚，坚以知母之苦，补以黄柏之苦，泻以泽泻之咸。肾虚则以熟地黄、黄柏补之。肾本无实，不可泻，钱氏只有补肾地黄丸，无泻肾之药。肺乃肾之母，金生水，补母故也，又以五味子补之者是也。（《医学启源·卷之上·五脏六腑，除心包络十一经脉证法》）

2. 水强泻之

真水无所谓强也，膀胱之邪气旺，则为水强，泻膀胱乃以泻水也，下分二法。

泻子：木为水之子，水湿壅滞，得风火以助之，结为痰涎，控去痰涎，正所以疏肝而泄水也。牵牛、大戟。

泻腑：膀胱为肾之腑，泻腑则脏自不实。泽泻、猪苓、车前子、防己、茯苓。（《脏腑标本寒热虚实用药式》）

3. 水弱补之

肾为水脏，而真阳居于其中，水亏则真阳失其窟宅，无所依附，故固阳必先补水。

补母：肺为肾之母，补肺金所以生肾水也。人参、山药。

气：火强则气热，火弱则气寒，寒热皆能伤气，补气之法，亦不外泻火、补火二端，《内经》肾脏不分左右，《本草》虽分，究竟命门治法，已该左肾中。知母、元参、补骨脂、砂仁、苦参。

血：血属阴，阴与阳相配，阳强则阴亏，无阳亦无以生阴，故滋阴温肾，皆所以益精而补血也，亦兼命门治法在内。黄柏、枸杞、熟地黄、锁阳、肉苁蓉、萸肉、阿胶、五味子。（《脏腑标本寒热虚实用药式》）

肾虚则熟地黄、黄柏补之，泻以泽泻之咸。肾本无实，本不可泻，钱氏只有补肾地黄丸，无泻肾之药。肺乃肾之母，金生水，补之故也。补则以五味子。（《医学启源·卷之上·主治心法》）

4. 本热攻之

邪热入里，直攻肾脏，非如前补气条中，用清热之法，可以缓图者也，惟有急攻一法。

下：热入肾脏，真水已亏，岂可攻下，而伤寒少阴条中，有用大承气汤下之者，以有口燥咽干之症，故属之少阴，其实乃少阴阳明也，热结于足阳明，则土燥耗水，热结于手阳明，则金燥不能生水，攻阳明之热，正所以救肾水也，况肾主二阴，泻腑所以通小便，攻下所以通大便，此亦泻实之法，补前条所未备。（《脏腑标本寒热虚实用药式》）

5. 本寒温之

北办水脏，加以寒邪，恐真阳易至消亡，故有急温一法。

温里：温里亦不外下条益阳之法，但本非真阳不足，以寒邪犯本，急用温法，故所用皆猛烈之药，与下补火法大同小异。附子、干姜、官桂、白术、蜀椒。(《脏腑标本寒热虚实用药式》)

6. 标寒解之

寒邪直入阴分，然尚在经络，未入脏腑，故曰标寒。

解表：寒邪入于少阴，经络虽在表，未入于里，已与太阳之表不同，第可引之从太阳而出，不可过汗以泄肾经，故不言发表而言解表也。麻黄、细辛、独活、桂枝。(《脏腑标本寒热虚实用药式》)

7. 标热凉之

寒邪入于骨髓，久之变而为热，以邪犹在表，故为标热。

清热：热自内出，发热而不恶寒，不可发汗，故用清热之法。元参、连翘、甘草、猪肤。(《脏腑标本寒热虚实用药式》)

第十二节　膀胱

一、 膀胱的生理

胆、胃、三焦、膀胱、大肠、小肠，皆属阳，六腑也。

膀胱申寒水足太阳。(《医学启源·卷之上·手足阴阳》)

经曰：膀，津液之府也，与肾为表里，号为水曹掾，又名玉海，足太阳是其经也。(《医学启源·卷之上·五脏六腑，除心包络十一经脉证法》)

《内经》治法云：水谷之寒热感，则害人六腑，胆、胃、三焦、膀胱、大肠、小肠，满而不实，可吐之而已。(《医学启源·卷之上·三感之病》)

主津液，为胞之府，气化乃能出，号州都之官，诸病皆干之。(《脏腑标本寒热虚实用药式》)

二、 膀胱的病理及脉象

1. 病理

总通于五腑，所以五腑有疾，则应膀胱；膀胱有疾，即应胞囊也。伤热则小便不利，热入膀胱，则其气急，而小便黄涩也，膀胱寒则小便数而清白也。又水发则其根在膀胱，四肢瘦小，而腹反大是也。又膀胱咳久不已，传之三焦，满而不欲饮食也。(《医学启源·卷之上·五脏六腑，除心包络十一经脉证法》)

本病：小便淋沥，或短数，或黄赤，或白，或遗失，或气痛。

标病：发热恶寒，头痛，腰脊强，鼻塞，足小趾不用。(《脏腑标本寒热虚实用药式》)

2. 脉象

《脉决》云：左尺，膀胱肾脉之所出也，先以轻手得之，是膀胱，属表；后以重手得之，是肾，属里。命门与肾脉循骨而行，持脉指法，按至骨上得之为沉；又重手按之，脉道无力者，为濡，举手来疾流利者为滑。此乃沉濡而滑，命门与肾脉不病之状也。命门与肾部近骨，若出于骨上，见于皮肤血脉筋骨之间，是其浮也；入而至骨，是其沉也。(《医学启源·卷之上·五脏六腑，除心包络十一经脉证法》)

三、 膀胱的虚实寒热及是动、 所生病

1. 虚实寒热

然上焦主心肺之病，人有热，则食不入；寒则神不守，泄下利不止，语声不出也。实则上绝于心气不行也，虚则引热气于肺。(《医学启源·卷之上·五脏六腑，除心包络十一经脉证法》)

2. 是动、所生病

《主治备要》云：是动则病气冲头痛，目似脱，项似拔，脊痛，腰似折，髀不可以曲，腘如结，踹如裂，是为踝厥。是主筋所生病者，痔，疟，狂，癫疾，头囟项痛，目黄泪出，鼽衄，项、背、腰、尻、腘、踹、脚皆痛，足小趾不用。(《医学启源·卷之上·五脏六腑，除心包络十一经脉证法》)

四、 膀胱的演变及预后

其三焦和，则五脏六腑之气和，逆则皆逆。膀胱经中有厥气，则梦行不快；满胀，则小便不下，脐下重闷，或肩痛也。绝则三日

死，死在鸡鸣也。(《医学启源·卷之上·五脏六腑，除心包络十一经脉证法》)

五、 膀胱病治疗法则及常用药物

1. 实热泻之

膀胱主津液，实热则津液耗散，泻之所以救液也，下一法。

泄火：水不利则火无由泄，行水所以泄火。滑石　猪苓　泽泻　茯苓 。(《脏腑标本寒热虚实用药式》)

2. 下虚补之

膀胱气化乃出，或热或寒，皆能伤气，气虚则下焦不固，故用补，下分二法。

热：热在下焦，乃真水不足，无阴则阳无以化，宜滋肾与膀胱之阴。知母、黄柏。

寒：虚寒则气结于下，或升或散，皆所以通其气，虚寒则元气不固，或温或涩，皆所以固其气。桔梗、升麻、益智仁、乌药、萸肉。

3. 本热利之

不言本寒者，已见补虚条中，省文也。

降火：水在高源，上焦有火，则化源绝，清金泻火，亦补母之意，前虚热条中所载，乃正治法，此乃隔一治法，互文也，至行水泄火，惟实者宜之，已见前泻实条中，与此条有别。地黄、栀子、茵陈、黄柏、牡丹皮、地骨皮。(《脏腑标本寒热虚实用药式》)

4. 标寒发之

不言标热者，寒邪中下，初入太阳，尤未变为热也。

发表：太阳主表，寒邪入表，急宜驱之使出，故发汗之法，较解表尤重。麻黄、桂枝、羌活、防己、黄芪、木贼草、苍术。(《脏腑标本寒热虚实用药式》)

第二章 遣药制方论

第一节　遣药论

一、气味阴阳厚薄与升降

气味厚薄寒热阴阳升降之图（图1）。

```
桂枝之甘                白虎之甘
  附子                    茯苓
阳中之阳                阳中之阴

    心                      肺

  气                          气
  之                          之
  厚                          薄
    者                          者

        夏至阴生
      卯      酉
        冬至阳生
      味      味
      之      之
    薄          厚
      者          者
      肝          肾
阴中之阳                阴中之阴

  麻黄                    大黄
柴胡之甘                调胃之甘
```

图 1　气味厚薄寒热阴阳升降图

注云：味为阴，味厚为纯阴，味薄为阴中之阳；气为阳，气厚为纯阳，气薄为阳中之阴。又曰：味厚则泄，味薄则通；气厚则发热，气薄则发泄。又曰：辛甘发散为阳，酸苦涌泄为阴；咸味通泄为阴，淡味渗泄为阳。

升降者，天地之气交也，茯苓淡，为天之阳，阳也，阳当上行，何谓利水而泄下？经云：气之薄者，阳中之阴，所以茯苓利水而泄下，亦不离乎阳之体，故入手太阳也。麻黄苦，为地之阴，阴也，阴当下行，何谓发汗而升上？经曰：味之薄者，阴中之阳，所以麻黄发汗而升上，亦不离乎阴之体，故入手太阴也。附子，气之厚者，乃阳中之阳，故经云发热；大黄，味之厚者，乃阴中之阴，故经云泄下。竹淡，为阳中之阴，所以利小便也；茶苦，为阴中之阳，所以清头目也。清阳发腠理，清之清者也；清阳实四肢，清之浊者也；浊阴归六腑，浊之浊者也；浊阴走五脏，浊之清者也。（《医学启源·卷之下·用药备旨》）

二、 气味对脏腑的补泻

1. 用药升降浮沉补泻法

肝胆：味辛补，酸泻；气温补，凉泻。

注云：肝胆之经，前后寒热不同，逆顺互换，入求责法。

心小肠：味咸补，甘泻；气热补，寒泻。

注云：三焦、命门补泻同。

脾胃：味甘补，苦泻；气温热补，寒凉泻。

注云：温凉寒热，各从其宜；逆顺互换，入求责法。

肺大肠：味酸补，辛泻；气凉补，温泻。

肾膀胱：味苦补，咸泻；气寒补，热泻。

注云：五脏更相平也，一脏不平，所胜平之，此之谓也。故云：安谷则昌，绝谷则亡，水去则荣散，谷消则卫亡，荣散卫亡，神无所居。又仲景云：水入于经，其血乃成；谷入于胃，脉道乃行。故血不可不养，卫不可不温，血温卫和，荣卫乃行，常有天命。（《医学启源·卷之下·用药备旨》）

2. 脏气法时补泻法

肝苦急，急食甘以缓之，甘草。

心苦缓，急食酸以收之，五味子。

脾苦湿，急食苦以燥之，白术。

肺苦气上逆，急食苦以泄之，黄芩。

肾苦燥，急食辛以润之，黄柏、知母。

注云：开腠理，致津液，通气血也。

肝欲散，急食辛以散之，川芎。以辛补之，细辛。以酸泻之，白芍药。

心欲软，急食咸以软之，芒硝。以咸补之，泽泻。以甘泻之，黄芪、甘草、人参。

脾欲缓，急食甘以缓之，甘草。以甘补之，人参。以苦泻之，黄连。

肺欲收，急食酸以收之，白芍药。以酸补之，五味子。以辛泻之，桑白皮。

肾欲坚，急食苦以坚之，知母。以苦补之，黄柏。以咸泻之，泽泻。

注云：此五者，有酸、辛、甘、苦、咸，各有所利，或散，或收，或缓，或软，或坚，四时五脏病，随五味所宜也。（《医学启源·卷之下·用药备旨》）

3. 五味所用

苦以泻之，甘以缓之及发之，详其所宜用之，酸以收之，辛以散之，咸以软之，淡以渗之。（《医学启源·卷之下·用药备旨》）

三、 药类法象

药有气味厚薄，升降浮沉补泻主治之法，各各不同，今详录之，及拣择制度修合之法，俱列于后。（《医学启源·卷之下·用药备旨》）

防风

气温，味辛，疗风通用，泻肺实，散头目中滞气，除上焦风邪之仙药也，误服泻人上焦元气。《主治秘要》云：味甘纯阳，太阳经本药也，身祛上风，梢祛下风。又云：气味俱薄，浮而升，阳也。其用主治诸风及祛湿也。去芦。（《医学启源·卷之下·用药备旨》）

甘，纯阳。太阳经本药。身祛上风，梢祛下风。与干姜、藜芦、白蔹、芫花相反。（《珍珠囊》）

纯阳，性温，味甘、辛。无毒。足阳明胃经、足太阴脾经，乃二经行经之药，太阳经本经药。

《象》云：治风通用，泻肺实，散头目中滞气，除上焦风邪之仙药也。误服泻人上焦元气。去芦并钗股用。

《珍》云：身，祛身半以上风邪；梢，祛身半以下风邪。

《心》云：又祛湿之仙药也，风能胜湿尔。

《本草》云：主大风，头眩痛，恶风，风邪，目盲无所见。风行周身，骨节疼痹，烦满，胁痛胁风，头面游风去来，四肢挛急，字乳，金疮内痉。

东垣云：防风能制黄芪，黄芪得防风，其功愈大。又云：防风乃卒伍卑贱之职，随所引而至，乃风药末润剂也。虽与黄芪相制，乃相畏而相使者也。

《本草》又云：得泽泻、藁本，疗风；得当归、芍药、阳起石、禹余粮，疗妇人子脏风。杀附子毒。恶干姜、藜芦、白蔹、芫花。（《汤液本草·卷之三·草部》）

羌活

气微温，味甘苦，治肢节疼痛，手足太阳经风药也。加川芎治足太阳、少阴头痛，透关利节。《主治秘要》云：性温味辛，气味俱薄，浮而升，阳也。其用有五：手足太阳引经一也；风湿相兼二

也；去肢节疼痛三也；除痈疽败血四也；风湿头痛五也。去黑皮并腐烂者，锉用。（《医学启源·卷之下·用药备旨》）

甘苦，纯阳。太阳经头痛，去诸骨节疼痛非此不能除，亦能温胆。太阳风药也。（《珍珠囊》）

气微温，味苦、甘、平；苦辛，气味俱轻，阳也。无毒。足太阳经、厥阴经药，太阳经本经药也。

《象》云：治肢节痛，利诸节，手足太阳经风药也。加川芎，治足太阳、少阴头痛，透关节。去黑皮并腐烂者用。

《心》云：去温湿风。

《珍》云：骨节痛，非此不能除。

《液》云：君药也，非无为之主，乃却乱反正之主。太阳经头痛，肢节痛，一身尽痛，非此不治。又云：羌治，足太阳、厥阴、少阴药也。与独活不分二种，后人用羌活，多用鞭节者，用独活，多用鬼眼者。羌活则气雄，独活则气细，故雄者入足太阳，细者入足少阴也。又钱氏泻青丸用此，壬乙同归一治也。或问：治头痛者何？答曰：巨阳从头走足，惟厥阴与督脉会于颠，逆而上行，诸阳不得下，故令头痛也。（《汤液本草·卷之三·草部》）

升麻

气平，味微苦，足阳明胃、足太阴脾引经药。若补其脾胃，非此为引用不能补。若得葱白、香芷之类，亦能走手阳明、太阳，能解肌肉间热，此手足阳明经伤风之的药也。《主治秘要》云：性温味辛，气味俱薄，浮而升，阳也。其用有四：手足阳明引经一也；升阳于至阴之下二也；阳明经分头痛三也；祛风邪在皮肤及至高之上四也。又云：甘苦，阳中之阴，脾痹非升麻不能除。刮去黑皮腐烂者用，里白者佳。（《医学启源·卷之下·用药备旨》）

甘苦，阳中微阴。主脾胃，解肌肉间热，脾痹非升麻梢不能除。手足阳明伤风引用之的药也。（《珍珠囊》）

气平，味苦、甘。微苦，微寒，味薄气浓，阳中之阴也。无毒。阳明经本经药，亦走手阳明经、太阴经。

《象》云：能解肌肉间热，此手足阳明经伤风之的药也。去黑皮及腐烂者用。若补脾胃，非此为引用不能补。若得葱白、白芷之类，亦能走手足阳明、太阴。

《心》云：发散本经风邪，元气不足者，用此于阴中升阳气上行。

《珍》云：脾痹，非此不能除。

《本草》云：主解百毒，杀百精老物殃鬼，辟瘟疫瘴气，邪气、蛊毒入口皆吐出，中恶腹痛，时气毒疠，头痛寒热，风肿诸毒，喉痛口疮。

东垣云：升麻入足阳明，若初病太阳证，便服升麻、葛根，发出阳明经汗，或失之过，阳明经燥，太阳经不可解，必传阳明矣。投汤不当，非徒无益，而又害之也。

朱氏云：瘀血入里，若衄血吐血者，犀角地黄汤，乃阳明经圣药也。如无犀角，以升麻代之。升麻、犀角，性味相远，不同，何以代之？盖以升麻止是引地黄及余药，同入阳明耳。

仲景云：太阳病，若发汗，若利小便，重亡津液，胃中干燥，因转属阳明。其害不可胜言。又云：太阳几几，无汗者，葛根汤发之。若几几自汗者，表虚也，不宜用此。朱氏用升麻者，以表实无汗也。

《诀》云：主肺痿咳唾脓血，能发浮汗。（《汤液本草·卷之三·草部》）

柴胡

气平，味微苦，除虚劳烦热，解散肌热，去早晨潮热，此少阳、厥阴引经药也。妇人产前产后必用之药也。善除本经头痛，非他药所能止。治心下痞，胸膈中痛。《主治秘要》云：味微苦，性平微寒，气味俱轻，阳也，升也，少阳经分药，能引胃气上升，以发散表热。又云：苦为纯阳，去寒热往来，胆痹非柴胡梢不能除。

去芦用。(《医学启源·卷之下·用药备旨》)

苦，阴中之阳。去往来寒热，胆痹非柴胡梢子不能除。与皂荚、藜芦相反。少阳、厥阴行经药也。(《珍珠囊》)

气平，味微苦。微寒，气味俱轻，阳也，升也，纯阳，无毒。少阳经、厥阴经行经之药。

《象》云：除虚劳寒热，解肌热，去早晨潮热，妇人产前后必用之药。善除本经头痛，非他药能止。治心下痞，胸膈痛。去芦用。

《心》云：少阳经分之药，引胃气上升，苦寒以发表热。

《珍》云：去往来寒热，胆痹，非此不能除。

《本草》云：主心腹，去肠胃中结气，饮食积聚，寒热邪气，推陈致新，除伤寒心下烦热，诸痰热结实，胸中邪气，五脏间游气，大肠停积水胀，及湿痹拘挛。亦可作浴汤。久服轻身、明目、益精。半夏为之使，恶皂荚，畏女菀、藜芦。入足少阳，主东方分也。在经主气，在脏主血。证前行则恶热，却退则恶寒，虽气之微寒，味之薄者，故能行经。若佐以三棱、广术、巴豆之类，故能消坚积，是主血也。妇人经水适来适断，伤寒杂病，易老俱用小柴胡汤主之，加以四物之类，并秦艽、牡丹皮辈，同为调经之剂。

《衍义》云：柴胡，《本经》并无一字治劳，今人治劳方中鲜有不用者，凡此误世甚多。尝原病劳，有一种真脏虚损，复受邪热，因虚而致劳，故曰：劳者，牢也。须当斟酌用之。如《经验方》治劳热，青蒿煎丸，用柴胡正合宜耳，服之无不效。

《日华子》云：味甘，补五劳七伤，除烦止惊，益气力。《药性论》亦谓治劳乏羸瘦。若此等病，苟无实热，医者取而用之，不亡何待？注释本草，一字亦不可忽，盖后世所误无穷也。苟有明哲之士，自可处制，中下之士，不肯考究，枉致沦没，可不谨哉！可不戒哉！如张仲景治寒热往来如疟，用柴胡，正合其宜。

《图经》云：治伤寒有大小柴胡汤、柴胡加龙骨牡蛎、柴胡加芒硝等汤，故后人治伤寒热，此为最要之药。

东垣云：能引清气而行阳道，伤寒外诸药所加，有热则加之，无热则不加。又能引胃气上行，升腾而行春令是也，欲其如此，又何加之？

海藏云：能去脏腑内外俱乏，既能引清气上行而顺阳道，又入足少阳，盖以少阳之气，初出地之皮为嫩阳，故以少阳当之。(《汤液本草·卷之三·草部》)

葛根

气平，味甘，除脾胃虚热而温，又能解酒之毒，通行足阳明之经。《主治秘要》云：味甘性寒，气味俱薄，体轻上行，浮而微降，阳中阴也。其用有四：止渴一也；解酒二也；发散表邪三也；发散小儿疮疹难出四也。益阳生津液，不可多用，恐损胃气。去皮用。(《医学启源·卷之下·用药备旨》)

甘，纯阳。止渴，升阳，解酒毒。阳明经之本药也。(《珍珠囊》)

气平，味甘。无毒。阳明经引经药，足阳明经行经的药。

《象》云：治脾虚而渴，除胃热，解酒毒，通行足阳明经之药，去皮用。

《心》云：止渴升阳。

《珍》云：益阳生津，勿多用，恐伤胃气。虚渴者，非此不能除。

《本草》云：主消渴，身大热，呕吐，诸痹，起阴气，解诸毒，疗伤寒中风头痛，解肌发表出汗，开腠理，疗金疮，止痛，胁风痛。生根汁，寒，治消渴，伤寒壮热。花，主消酒。粉，味甘，大寒，主压丹石，去烦热，利大小便，止渴。小儿热秃，以葛根浸、捣汁饮之，良。

东垣云：葛根甘平，温，世人初病太阳证，便服葛根升麻汤，非也。

朱奉议云：头痛如欲破者，连须葱白汤饮之，又不已者，葛根葱白汤。

易老云：用此以断太阳入阳明之路，非即太阳药也。故仲景治太阳、阳明合病，桂枝汤内加麻黄、葛根也。又有葛根、黄芩、黄连解肌汤，是知葛根非太阳药，即阳明药。

《食疗》云：葛根蒸食之消毒，其粉亦甚妙。其粉以水调三合，能解酒毒。

《衍义》云：治中热酒渴病，多食行小便，亦能使人利。病酒及渴者，得之甚良。

易老又云：太阳初病未入阳明，头痛者，不可便服葛根发之；若服之，是引贼破家也。若头颅痛者，可服之。葛根汤，阳明自中风之仙药也。

《本草》又云：杀野葛、巴豆百药毒。（《汤液本草·卷之三·草部》）

威灵仙

气温味苦甘，主诸风湿冷，宣通五脏，去腹内痃滞，腰膝冷痛，及治伤损。《主治秘要》云：味甘，纯阳，去太阳之风。铁脚者佳，去芦用。（《汤液本草·卷之三·草部》）

甘，纯阳。祛风，祛大肠之风，通十二经络。（《珍珠囊》）

气温，味苦、甘，纯阳。

《象》云：主诸风湿冷，通五脏，去腹内痃滞，腰膝冷痛，及治伤损。铁脚者佳。去芦用。

《心》云：祛大肠之风。

《本草》云：忌茗。（《汤液本草·卷之三·草部》）

细辛

气温，味大辛，治少阴经头痛如神，当少用之，独活为之使。《主治秘要》云：味辛性温，气厚于味，阳也，止诸阳头痛，诸风通用之。辛热，温少阴之经，散水寒，治内寒。又云：味辛，纯阳，止头痛。去芦并叶。华山者佳。（《医学启源·卷之下·用药备旨》）

辛，纯阳。主少阴苦头痛。(《珍珠囊》)

气温，味大辛，纯阳。性温，气浓于味，阳也。无毒。少阴经药，手少阴引经之药。

《象》云：治少阴头痛如神，当少用之。独活为使，为主用。去头芦并叶。华州者佳。

《珍》云：主少阴经头痛。

《心》云：主诸项头痛，诸风通用之。味辛热，温阴经，散水寒以祛内寒。

《本草》云：主咳逆头痛脑动，百节拘挛，风湿痹痛，死肌，温中下气，破痰，利水道，开胸中，除喉痹，齆鼻，风痫癫疾，下乳结，汗不出，血不行，安五脏，益肝胆，通精气。久服明目，利九窍。

东垣云：治邪在里之表，故仲景少阴证，用麻黄附子细辛汤也。

易老云：治少阴头痛。太阳则羌活，少阴则细辛，阳明则白芷，厥阴则川芎、吴茱萸，少阳则柴胡。用者随经不可差。细辛香味俱细而缓，故入少阴，与独活颇相类。

《本草》又云：曾青、枣根为之使，得当归、芍药、白芷、川芎、牡丹、藁本、甘草，共疗妇人。得决明子、鲤鱼胆汁、青羊肝，共疗目痛。恶野狼毒、山茱萸、黄芪，畏硝石、滑石，反藜芦。

《衍义》云：治头面风痛，不可缺也。(《汤液本草·卷之三·草部》)

独活

气微温，味甘苦平，足少阴肾引经药也，若与细辛同用，治少阴经头痛。一名独摇草，得风不摇，无风自动。《主治秘要》云：味辛而苦，气温，性味薄而升，治风须用，及能燥湿。经云：风能胜湿。又云：苦头眩目运，非此不能除。去皮净用。(《医学启源·卷之下·用药备旨》)

甘苦，阴中之阳。头眩目晕非此不能除。足少阴行经药。(《珍

珠囊》)

气味与羌活同。无毒。气厚味薄，升也，苦辛。足少阴肾经行经之药。

《本草》云：主风寒所击，金疮止痛，贲豚痫痓，女子疝瘕。疗诸贼风，百节痛风，无久新者。

《液》云：独活细而低，治足少阴伏风，而不治太阳。故两足寒湿痹，不能动止，非此不能治。

《象》云：若与细辛同用，治少阴经头痛。一名独摇草，得风不摇，无风自摇。去皮净用。

《心》云：治风须用，又能燥湿。经云：风能胜湿。

《珍》云：头眩目晕，非此不能除。（《汤液本草·卷之三·草部》）

香白芷

气温，味大辛，治手阳明头痛，中风寒热，解利药也，以四味升麻汤中加之，通行手足阳明经。《主治秘要》云：味辛性温，气味俱轻，阳也，阳明经引经之药，治头痛在额，及疗风通用，祛肺经风。又云：苦辛，阳明本药。（《医学启源·卷之下·用药备旨》）

辛，纯阳，阳明经本药。去远治正阳阳明头痛。（《珍珠囊》）

气温，味大辛，纯阳。无毒。气味俱轻，阳也。

阳明经引经药，手阳明经本经药。行足阳明经，于升麻汤四味内加之。

《象》云：治手阳明头痛，中风寒热，解利药也。以四味升麻汤主之。

《珍》云：长肌肉，散阳明之风。

《心》云：治风通用，祛肺经风热。

《本草》云：主女子漏下赤白，血闭阴肿，寒热，风头侵目泪出，长肌肤润泽，可作面脂，疗风邪，久渴吐呕，两胁满，风痛头眩目痒。

《日华子》云：补胎漏滑落，破宿血，补新血。乳痈发背，一切疮疥，排脓止痛生肌，去面皯疵瘢，明目。其气芳香，治正阳阳明头痛。与辛夷、细辛同用，治鼻病。内托用此长肌肉，则阳明可知矣。又云：当归为之使，恶旋覆花。（《汤液本草·卷之三·草部》）

鼠黏子

气平，味辛，主风毒肿，消利咽膈，吞一枚，可出痈疽疮头。《主治秘要》云：辛温，润肺散气。捣细用之。（《医学启源·卷之下·用药备旨》）

气平，味辛，辛温。

《象》云：主风毒肿，利咽膈。吞一枚，可出痈疽疮头。

《珍》云：润肺散气。（《汤液本草·卷之三·草部》）

辛，纯阳。润肺，散气。主风毒肿，利咽膈。（《珍珠囊》）

桔梗

气微温，味辛苦，治肺，利咽痛，利肺中气。《主治秘要》云：味凉而苦，性微温，味厚气轻，阳中阴也，肺经之药也。利咽嗌胸膈，治气。以其色白，故属于肺，此用色之法也。乃散寒呕，若咽中痛，非此不能除。又云：辛苦，阳中之阳，谓之舟楫，诸药中有此一味，不能下沉，治鼻塞。去芦，米泔浸一宿用。（《医学启源·卷之下·用药备旨》）

辛苦，阳中之阴。疗咽喉痛，利肺气，治鼻塞，为舟楫之剂。与草龙胆相反。（《珍珠囊》）

气微温，味辛、苦，阳中之阳。味浓，气轻，阳中之阴也。有小毒。

入足少阴经，入手太阴肺经药。

《象》云：治咽喉痛，利肺气。去芦，米泔浸一宿，焙干用。

《珍》云：阳中之阴，谓之"舟楫"，诸药有此一味，不能下沉。治鼻塞。

《心》云：利咽嗌胸膈之气。以其色白，故属肺。辛、甘、微温，治寒呕，若咽中痛，桔梗能散之也。

《本草》云：主胸胁痛如刀刺，腹满，肠鸣幽幽，惊恐悸气。利五脏肠胃，补血气，除寒热风痹，温中消谷，疗咽喉痛，下蛊毒。

易老云：与国老并行，同为舟楫之剂。如将军苦泄峻下之药，欲引至胸中至高之分成功，非此辛甘不居，譬如铁石入江，非舟楫不载，故用辛甘之剂以升之也。

《衍义》云：治肺热气奔促，咳逆，肺痈排脓。

《本草》又云：节皮为之使。得牡蛎、远志，疗恚怒；得硝石、石膏，疗伤寒。畏白及、龙眼、龙胆。（《汤液本草·卷之三·草部》）

藁本

气温，味大辛，此太阳经风药，治寒气郁结于本经，治头痛、脑痛、齿痛。《主治秘要》云：味苦，性微温，气厚味薄而升，阳也，太阳头痛必用之药。又云：辛苦纯阳，足太阳本经药也，顶颠痛，非此不能除。（《医学启源·卷之下·用药备旨》）

辛苦，阳中微阴，太阳经本药。治颠顶痛、脑齿痛。与青葙子相反。（《珍珠囊》）

气温，味大辛、苦，微温。气厚味薄，阳也，升也，纯阳。无毒。

太阳经本经药。

《象》云：太阳经风药，治寒邪结郁于本经。治头痛、脑痛。大寒犯脑，令人脑痛，齿亦痛。

《心》云：专治太阳头痛，其气雄壮。

《珍》云：治颠顶痛。

《本草》云：主妇人疝瘕，阴中寒肿痛，腹中急。除风头痛，长肌肤，悦颜色，辟雾露，润泽，疗风邪軃曳，金疮，可作沐药、面脂。实，主流风四肢。恶藟茹。此与木香同治雾露之气，与白芷同作面脂药治疗。

仲景云：清明以前，立秋以后，凡中雾露之气，皆为伤寒。又云：清邪中于上焦，皆雾露之气，神术白术汤内加木香、藁本，择其可而用之。此既治风，又治湿，亦各从其类也。（《汤液本草·卷之三·草部》）

川芎

气温，味辛，补血，治血虚头痛之圣药也。妊妇胎动，加当归，二味各二钱，水二盏，煎至一盏，服之神效。《主治秘要》云：性温，味辛苦，气厚味薄，浮而升，阳也。其用有四：少阳引经一也；诸头痛二也；助清阳之气三也；祛湿气在头四也。又云：味辛纯阳，少阳经本药。捣细用。（《医学启源·卷之下·用药备旨》）

气温，味辛，纯阳。无毒。入手足厥阴经，少阳经本经药。

《象》云：补血，治血虚头痛之圣药，妊妇胎不动数月，加当归，二味各二钱，水二盏，煎至一半服。神效。

《珍》云：散肝经之风，贯芎治少阳经苦头痛。

《心》云：治少阳头痛及治风通用。

《本草》云：主中风入脑头痛，寒痹筋挛缓急，金疮，妇人血闭无子，除脑中冷痛，面上游风去来，目泪出，多涕唾，忽忽如醉，诸寒冷气，心腹坚痛，中恶，卒急肿痛，胁风痛，温中除内寒。

《日华子》云：能除鼻洪、吐血及尿血，破癥结宿血，养新血。

易老云：上行头目，下行血海，故清神、四物汤所皆用也。入手足厥阴经。

《衍义》云：头面风不可缺也，然须以他药佐之，若单服久服，则走散真气，即使他药佐之，亦不可久服，中病即便已。

东垣云：头痛甚者，加蔓荆子；顶与脑痛，加川芎；若头痛者，加藁本；诸经若头痛，加细辛。若有热者，不能治，别有青空之剂，为缘诸经头痛，须用四味。

《本草》又云：白芷为之使，畏黄连。(《汤液本草·卷之三·草部》)

贯芎：辛，纯阳。少阳本药。治头痛、颈痛。(《珍珠囊》)

芎䓖：辛，纯阳。散诸经之风。(《珍珠囊》)

蔓荆子

气温，味辛，治太阳头痛、头沉、昏闷，除目暗，散风邪之药也。胃虚人不可服，恐生痰疾。《主治秘要》云：苦甘，阳中之阴，凉诸经之血热，止头痛，主目睛内痛。洗净用。(《医学启源·卷之下·用药备旨》)

苦辛，阴中之阳。凉诸经血，止头痛，主目睛内痛。与石膏相反。(《珍珠囊》)

气清，味辛温、苦甘，阳中之阴。太阳经药。

《象》云：治太阳经头痛，头昏闷，除目暗，散风邪药，胃虚人勿服，恐生痰疾。拣净，杵碎用。

《珍》云：凉诸经血，止头痛，主目睛内痛。

《本草》云：恶乌头、石膏。(《汤液本草·卷之五·木部》)

秦艽

气微寒，味苦，主寒热邪气，风湿痹，下水，利小便，疗骨蒸，治口噤，及肠风泻血。《主治秘要》云：性平味咸，养血荣筋，中风手足不遂者用之。又云：阴中微阳，去手足阳明经下牙痛、口疮毒，及除本经风湿。去芦净用。(《医学启源·卷之下·用药备旨》)

苦，阴中微阳。去阳明经风湿痹，仍治口疮毒。(《珍珠囊》)

气微温，味苦辛，阴中微阳。手阳明经药。

《象》云：主寒热邪气，风湿痹，下水，利小便。治黄病骨蒸。治口禁及肠风泻血。去芦用。

《珍》云：去手阳明经下牙痛，口疮毒，祛本经风湿。

《本草》云：菖蒲为之使。(《汤液本草·卷之三·草部》)

天麻

气平味苦，治头风，主诸风湿痹，四肢拘急，小儿惊痫，除风气，利腰膝，强筋力。《主治秘要》云：其苗谓之定风草。(《医学启源·卷之下·用药备旨》)

气平，味苦。无毒。

《象》云：治头风。

《本草》云：主诸风湿痹，四肢拘挛，小儿风痫惊气，利腰膝，强筋力。其苗名定风草。(《汤液本草·卷之三·草部》)

麻黄

气温，味苦，发太阳、太阴经汗。《主治秘要》云：性温，味甘辛，气味俱薄，体轻清而浮升，阳也。其用有四：祛寒邪一也；肺经本药二也；发散风寒三也；祛皮肤之寒湿及风四也。又云：味苦，纯阳，去营中寒。去根，不锉细，微捣碎，煮二三沸，去上沫，不然，令人烦心。(《医学启源·卷之下·用药备旨》)

苦甘，阴中之阳。泄卫中实，祛荣中寒。发太阳、少阴之汗，入手太阴。(《珍珠囊》)

气温，味苦甘而辛，气味俱薄，阳也，升也。甘热，纯阳。无毒。手太阴之剂，入足太阳经，走手少阴经、阳明经药。

《象》云：发太阳、少阴经汗。去节，煮三二沸，去上沫。否则令人心烦闷。

《心》云：阳明经药，祛表上之寒邪。甘热，去节，解少阴寒，散表寒，发浮热也。

《珍》云：去荣中寒。

《本草》云：主中风、伤寒头痛，温疟，发表出汗，去邪热气。止咳逆上气，除寒热，破癥坚积聚。

《液》云：入足太阳、手少阴，能泄卫实，发汗，及伤寒无汗，咳嗽。根、节能止汗。夫麻黄，治卫实之药，桂枝，治卫虚之药，桂枝、麻黄虽为太阳经药，其实荣卫药也。以其在太阳地分，故曰太阳也。本病者，即荣卫，肺主卫，心主荣为血，乃肺、心所主，故麻黄为手太阴之剂，桂枝为手少阴之剂，故伤风、伤寒而嗽者，用麻黄、桂枝，即汤液之源也。

《药性论》云：君。味甘平，治瘟疫。

《本草》又云：厚朴为之使，恶辛夷、石韦。（《汤液本草·卷之三·草部》）

荆芥

气温，味辛苦，辟邪毒，利血脉，宣通五脏不足气。《主治秘要》云：能发汗，通关节，除劳渴，冷捣和醋封毒肿，去枝茎，以手搓碎用。（《医学启源·卷之下·用药备旨》）

气温，味辛苦。

《本草》云：辟邪毒，利血脉，通宣五脏不足气。能发汗，除劳渴。杵，和醋，封毒肿。去枝、梗，手搓碎用，治产后血晕如神。动渴疾，多食，熏五脏神，破结气。（《汤液本草·卷之六·菜部》）

薄荷

气温，味辛苦，能发汗，通关节，解劳乏，与薤相宜，新病瘥人不可多食，令人虚，汗出不止。《主治秘要》云：性凉味辛，气味俱薄，浮而升，阳也。去高颠及皮肤风热。去枝茎，手搓碎用。（《医学启源·卷之下·用药备旨》）

气温，味辛苦。辛凉，无毒。手太阴经、厥阴经药。

《象》云：能发汗，通骨节，解劳乏。与薤相宜。新病瘥人勿多食，令虚汗出不止。去枝、梗，搓碎用。

《心》云：上行之药。

陈士良云：能引诸药入荣卫，又主风气壅并。（《汤液本草·卷之六·菜部》）

前胡

气微寒，味苦，主痰满胸胁中痞，心腹结气，治伤寒寒热，推陈致新，明日益精。锉用。(《医学启源·卷之下·用药备旨》)

气微寒，味苦。无毒。

《本草》云：主痰满，胸胁中痞，心腹结气，风头痛。祛痰实，下气，治伤寒寒热，推陈致新，明目益精。半夏为使，恶皂荚，畏藜芦。(《汤液本草·卷之三·草部》)

黑附子

气热，味大辛，其性走而不守，亦能除肾中寒甚，以白术为佐，谓之术附汤，除寒湿之圣药也。治湿药中宜少加之，通行诸经，引用药也。及治经闭。《主治秘要》云：辛，纯阳，治脾中大寒。又云：性大热，味辛甘，气厚味薄，轻重得宜，可升可降，阳也。其用有三：去脏腑沉寒一也；补助阳气不足二也；温暖脾胃三也；然不可多用。慢火炮制用。(《医学启源·卷之下·用药备旨》)

辛，纯阳。治脾中大实，肾中寒甚。通行诸经。与防风相反。(《珍珠囊》)

气热，味大辛，纯阳。辛、甘，温，大热。有大毒。通行诸经引用药。入手少阳经三焦、命门之剂。

《象》云：性走而不守。亦能除肾中寒甚，白术为佐，名术附汤，除寒湿之圣药也，湿药中少加之，通行诸经引用药也。治经闭。慢火炮。

《珍》云：治脾湿肾寒。

《本草》云：主风寒咳逆邪气，温中，金疮，破癥坚积聚，血痕，寒湿踒躄拘挛，膝痛脚疼，冷弱不能行步，腰脊风寒，心腹冷痛，霍乱转筋，下利赤白，坚肌骨，强阴，堕胎，为百药之长。

《液》云：入手少阳三焦、命门之剂，浮中沉无所不至。附子味辛大热，为阳中之阳，故行而不止，非若干姜止而不行也。非身表凉而四肢厥者，不可僭用。如用之者，以其治四逆也。

《本草》又云：地胆为之使，恶蜈蚣，畏防风、黑豆、甘草、黄、人参。冬月采为附子，春月采为乌头。(《汤液本草·卷之三·草部》)

干姜

气热，味大辛，治沉寒痼冷，肾中无阳，脉气欲绝，黑附子为引，用水同煎二物，姜附汤是也。亦治中焦有寒。《主治秘要》云：性热味辛，气味俱厚，半沉半浮，可升可降，阳中阴也。其用有四：通心气助阳一；去脏腑沉寒二也；发散诸经之寒气三也；治感寒腹疼四也。又云：辛温纯阳。《内经》云：寒淫所胜，以辛散之，此之谓也。水洗，慢火炙制，锉用。(《医学启源·卷之下·用药备旨》)

辛，纯阳。经曰：寒淫所盛，以辛散之。见火后稍苦，故止而不走也。(《珍珠囊》)

干生姜：气温，味辛，主伤寒头痛，鼻塞上气，止呕吐，治咳嗽，生与干同治。与半夏等份，治心下急痛。锉用。(《医学启源·卷之下·用药备旨》)

气热，味大辛。辛，大热，味薄气厚，阳中之阳也。辛温。无毒。

《象》云：治沉寒痼冷，肾中无阳，脉气欲绝，黑附子为引，用水煎二物，名姜附汤。亦治中焦有寒。水洗，慢火炮。

《心》云：发散寒邪，如多用则耗散元气，辛以散之，是壮火食气故也，须以生甘草缓之。辛热，散里寒，散阴寒、肺寒，与五味同用，治嗽，以胜寒蛔。正气虚者，散寒，与人参同补药，温胃腹中寒，其平以辛热。

《珍》云：寒淫所胜，以辛散之。经炮则味苦。

《本草》云：主胸满咳逆上气，温中止血，出汗。逐风湿痹，肠澼下利，寒冷腹痛，中恶霍乱，胀满，风邪诸毒，皮肤间结气。

止唾血，生者尤良，主胸满，温脾燥胃，所以理中，其实主气而泄脾。

易老云：干姜能补下焦，祛寒，故四逆汤用之。干姜本味辛，及见火候，稍苦，故止而不移，所以能治里寒，非若附子行而不止也。理中汤用此者，以其四顺也。或云：干姜味辛热，人言补脾，今言泄而不言补者，何也？东垣谓：泄之一字，非泄脾之正气也，是泄脾中寒湿之邪，故以姜辛热之剂燥之，故曰泄脾也。（《汤液本草·卷之六·菜部》）

川乌头

气热，味大辛，疗风痹半身不遂，引经药也。《主治秘要》云：性热味辛甘，气厚味薄，浮而升，阳也。其用有六：除寒疾一也；去心下坚痞二也；温养脏腑三也；治诸风四也；破积聚滞气五也；治感寒腹痛六也。先以慢火炮制去皮，碎用。（《医学启源·卷之下·用药备旨》）

辛，纯阳。祛寒湿风痹、血痹，行经。与半夏、瓜蒌相反。与附子同。（《珍珠囊》）

气热，味大辛，辛、甘，大热。有大毒。行诸经。

《象》云：治风痹血痹，半身不遂，行经药也。慢火炮坼，去皮用。

《本草》云：主中风恶风，洗洗出汗，除寒湿痹，咳逆上气，破积聚寒热，消胸上痰冷，食不下，心腹冷疾，脐间痛，肩胛痛，不可俯仰，目中痛，不可久视，堕胎。其汁煎之，名射罔，杀禽兽。

《液》云：乌、附、天雄、侧子之属，皆水浸炮裂，去皮脐用之。多有外黄里白。劣性尚在，莫若乘热切作片子，再炒，令表里皆黄，内外一色，劣性皆去，却为良也。世人罕如此制之。（《汤液本草·卷之三·草部》）

良姜

气热，味辛，主胃中逆冷，霍乱腹痛，翻胃吐食，转筋泻利，下气消食。《主治秘要》云：纯阳，健脾胃。碎用。（《医学启源·卷之下·用药备旨》）

辛，纯阳。温通脾胃。（《珍珠囊》）

气热，味辛，纯阳。

《本草》云：治胃中冷逆，霍乱腹痛，反胃呕食，转筋泻痢。下气，消宿食。

《心》云：健脾胃。（《汤液本草·卷之三·草部》）

肉桂

气热，味大辛，补下焦火热不足，治沉寒痼冷之病，及表虚自汗，春夏二时为禁药也。《主治秘要》云：若纯阳，渗泄止渴。又云：甘辛，阳，大热，祛营卫中之风寒。去皮，捣细用。（《医学启源·卷之下·用药备旨》）

甘辛，纯阳。太阳经本药。祛卫中风邪。秋冬下部腹痛非桂不能除。《汤液》发汗用桂枝，补肾用肉桂。忌生葱。（《珍珠囊》）

桂（桂心、肉桂、桂枝附）：气温，味甘、辛。有小毒。入手少阴经。桂枝，入足太阳经。

《本草》云：主温中，利肝肺气，心腹寒热冷疾，霍乱转筋，头痛腰痛，出汗，止烦，止唾，咳嗽鼻衄，能堕胎，坚骨节，通血脉，理疏不足；宣导百药，无所畏，久服神仙不老。生桂阳，二月、八月、十月采皮，阴干。有菌桂、牡桂、木桂、筒桂、肉桂、板桂、桂心、官桂之类，用者罕有分别。《衍义》所言，不知何缘而得官之名。予考《本草》有出观、宾、宜、韶、钦诸州者佳，世人以笔画多而懒书之，故只作官也，如写黄檗作黄柏，薑作姜同意。菌桂生交趾山谷，牡桂生南海山谷，木桂生桂阳。从岭至海尽有桂树，惟柳州、象州最多。《本草》所说菌桂、牡桂、板桂，厚薄不同。大抵细薄者为枝、为嫩，厚脂者为肉、为老，处其身者为中也，不必黄色为桂心，但不用皮与里，只用其身中者为桂心，不经水而味薄者亦名柳桂，易老用此，以治虚人，使不生热也。《衍义》谓桂大热。《素问》谓辛甘发散为阳，故张仲景桂枝汤治伤寒表虚，皆须此药，是专用辛甘之意也。又云：疗寒以热。故知三种之桂，不取菌桂、牡桂者，盖此二种性只温而已，不可以治风寒之病。独有一字桂，《本经》谓甘辛大热，正合《素问》辛甘发散为阳之说，尤知菌桂、牡桂不及也。然《本经》只言桂，而仲景又言桂枝者，盖亦取其枝上皮也，其本身粗厚处亦不中用。诸家之说，但各执一己见，终无证据。今又谓之官桂，不知何缘而立名，虑后世以为别物，故于此书之。又有桂心，此则诸桂之心，不若一字桂也。《别说》交广商人所贩者，及医家见用，惟陈藏器之说最是。然筒桂厚实，气味厚重者，宜入治脏及下焦药，轻薄者，宜入治眼目发散药。《本经》以菌桂养精神，以牡桂利关节。仲景伤寒发汗用桂枝。桂枝者，桂条也，非身干也，取其轻薄而能发散。一种柳桂，乃小嫩枝条也，尤宜入上焦药。仲景汤液用桂枝发表，用肉桂补肾，本乎天者亲上，本乎地者亲下，理之自然，性分之所不可移也。一有差易，为效弥远。岁月既久，习以成弊，宜后世之不及古也。桂心通神，不可言之，至于诸桂数等，皆大小老壮之不同。观，作官也。《本草》所言有小毒，或云久服神仙不老。虽云小毒，亦从类化。与人参、麦门冬、甘草同用，能调中益气，则可久服。可知此药能护荣气而实卫气，则在足太阳经也。桂心入心，则在手少阴也。若指荣字立说，只是血药，故经言通血脉也。若与巴豆、硇砂、干漆、穿山甲、水蛭、虻虫如此有毒之类同用，则小毒化为大毒，其类化可知矣。汤液发汗用桂枝，补肾用肉桂，小柴胡只云加桂，何也？《药象》谓：肉桂大辛，补下焦热火不足，治沉寒痼冷，及治表虚自汗。春夏二时为禁药。

《珍》云：秋冬治下部腹痛，非桂不能止也。

《心》云：桂枝气味俱轻，故能上行发散于表，内寒则肉桂，补阳则柳桂。桂，辛热散经寒，引导阳气。若正气虚者，以辛润之，散寒邪，治奔豚。（《汤液本草·卷之五·木部》）

桂枝

气热，味辛甘，仲景治伤寒证，发汗用桂枝者，乃桂条，非身干也，取其轻薄而能发散。今又有一种柳桂，乃桂枝嫩小枝条也，尤宜入治上焦药用也。《主治秘要》云：性温，味辛甘，气味俱薄，体轻而上行，浮而升，阳也。其用有四：治伤风头痛一也；开腠理二也；解表三也；祛皮肤风湿四也。（《医学启源·卷之下·用药备旨》）

草豆蔻

气热，味大辛，治风寒客邪在于胃口之上，善祛脾胃寒，治客寒令人心胃痛。《主治秘要》云：纯阳，益脾胃去寒。面裹煨熟，去面皮，捣细用。（《医学启源·卷之下·用药备旨》）

丁香

气温，味辛，温脾胃，止霍乱，消疰癖、气胀，及胃肠内冷痛，壮阳，暖腰膝，杀酒毒。《主治秘要》云：纯阳，祛胃寒。（《医学启源·卷之下·用药备旨》）

辛，纯阳。去胃中之实，又治肾气奔豚痛。（《珍珠囊》）

气温，味辛，纯阳。无毒。入手太阴经、足阳明经、少阴经。

《象》云：温脾胃，止霍乱，消疰癖，气胀反胃，腹内冷痛，壮阳，暖腰膝，杀酒毒。

《珍》云：祛胃中之寒。

《本草》云：主温脾胃，止霍乱，壅胀，风毒诸肿，牙齿疳䘌。能发诸香，能疗反胃，肾气奔豚气，阴痛。壮阳，暖腰膝，消疰癖，除冷劳。

《液》云：与五味子、广术同用，亦治奔豚之气，能泄肺，能补胃，大能疗肾。(《汤液本草·卷之五·木部》)

厚朴

气温，味辛，能除腹胀，若元气虚弱，虽腹胀，宜斟酌用之，寒腹胀是也。大热药中，兼用结者散之，乃神药也。误服，脱人元气，切禁之。紫色者佳。《主治秘要》云：性温，味苦辛，气厚味厚，体重浊而微降，阴中阳也。其用有三：平胃气一也；去腹胀二也；孕妇忌之三也。又云：阳中之阴，去腹胀，厚肠胃。去粗皮，姜汁制用。(《医学启源·卷之下·用药备旨》)

苦，阴中之阳。去腹胀，厚肠胃。(《珍珠囊》)

益智仁

气热，味大辛，治脾胃中寒邪，和中益气，治人多唾，当于补中药内兼用之，不可多服。去皮捣用。(《医学启源·卷之下·用药备旨》)

气热，味大辛。辛温。无毒。主君相二火。手足太阴经，足少阴经，本是脾经药

《象》云：治脾胃中受寒邪，和中益气，治多唾，当于补中药内兼用之，勿多服。去皮用。

《本草》云：主遗精虚漏，小便遗沥，益气安神。补不足，安三焦，调诸气。夜多小便者，取二十四枚，碎之，入盐同煎服，有神效。

《液》云：主君相二火，手、足太阴，足少阴，本是脾药。在集香丸，则入肺；在四君子汤，则入脾；在大凤髓丹，则入肾。脾、肺、肾，互有子母相关。(《汤液本草·卷之五·木部》)

木香

气热，味辛苦，除肺中滞气，若疗中下焦气结滞，须用槟榔为使。《主治秘要》云：性热味辛苦，气味俱厚，沉而降，阴也。其用，调气而已。又曰：辛，纯阳，以和胃气。广州者佳。（《医学启源·卷之下·用药备旨》）

辛，纯阳。和胃气，疗中下焦气结滞刺痛。须用槟榔为使。（《珍珠囊》）

气热，味辛、苦，纯阳。味厚于气，阴中阳也。无毒。

《象》云：除肺中滞气，若治中、下焦气结滞，须用槟榔为使。

《珍》云：治腹中气不转运，和胃气。

《心》云：散滞气，调诸气。

《本草》云：治邪风，辟毒疫瘟鬼，强志，主淋露，疗气劣，肌中偏寒，主气不足，消毒，瘟疟蛊毒，行药之精。

《本经》云：主气劣、气不足，补也；通壅气、导一切气，破也；安胎，健脾胃，补也；除痃癖块，破也。与本条补破不同，何也？易老以为破气之剂，不言补也。（《汤液本草·卷之四·草部》）

白豆蔻

气热，味大辛，荡散肺中滞气，主积冷气，宽膈，止吐逆，久反胃，消谷，下气，进饮食。《主治秘要》云：性大温，味辛，气味俱薄，轻清而升，阳也。其用有五：肺金本药一也；散胸中滞气二也；治感寒腹痛三也；温暖脾胃四也；赤眼暴发，白睛红者五也。又云：辛，纯阳，去太阳经目内大眦红筋。去皮捣用。（《医学启源·卷之下·用药备旨》）

辛，纯阳。散肺中滞气，主积冷气，止吐逆反胃，消谷进食。（《珍珠囊》）

气热，味大辛，味薄气厚，阳也。辛，大温。无毒。入手太阴经。

《珍》云：主积冷气，散肺中滞气，宽膈，止吐逆，治反胃，消谷下气，进食，去皮用。

《心》云：专入肺经，去白睛翳膜。红者，不宜多用。

《本草》云：主积聚冷气，止吐逆反胃，消谷下气。

《液》云：入手太阴，别有清高之气，上焦元气不足，以此补之。（《汤液本草·卷之三·草部》）

川椒

气温，味辛，主邪气，温中，除寒痹，坚齿发，明目，利五脏。凡用须炒去汗，又去含口者。《主治秘要》云：辛，阳，明目之剂。手搓细用。（《医学启源·卷之下·用药备旨》）

气热温，味大辛。辛温，大热。有毒。

《象》云：主邪气，温中，除寒痹；坚齿发，明目，利五脏。须炒去汗。

《心》云：去汗，辛热，以润心寒。

《本草》云：主邪气咳逆，温中，逐骨节皮肤死肌，寒湿痹痛，下气，除六腑寒冷，伤寒温疟，大风汗不出，心腹留饮，宿食，肠澼下痢，泄精，女子字乳余疾，散风邪瘕结，水肿，黄疸，鬼疰蛊毒，耐寒暑，开腠理。闭口者杀人。恶瓜蒌、防葵。畏雌黄。（《汤液本草·卷之五·木部》）

蜀椒：辛，纯阳。明目，又温中，止精泄。（《珍珠囊》）

吴茱萸

气热，味辛，治寒在咽喉，隘塞胸中。经云：咽膈不通，食不可下，食则呕，令人口开目瞪，寒邪所结，气不得上下，此病不已，令人寒中腹满，膨胀下利，寒气诸药，不可代也。《主治秘要》云：性热味辛，气味俱厚，半沉半浮，阴中之阳也，气浮而味降。其用有四：祛胸中寒一也；止心痛二也；治感寒腹痛三也；消宿酒，为白豆蔻之佐四也。又云：辛，阳中之阴，温中下气。洗去苦

味，晒干用。(《医学启源·卷之下·用药备旨》)

辛，阳中微阴。温中下气腹痛，温胃。与丹参、硝石、五石英相反。(《珍珠囊》)

气热，味辛、苦，气味俱厚，阳中阴也。辛温大热。有小毒。入足太阴经，少阴经、厥阴经。

《象》云：食则令人口开目瞪，寒邪所隔，气不得上下。

此病不已，令人寒中，腹满膨胀，下利寒气，诸药不可代也。洗去苦味，日干，杵碎用。

《心》云：去胸中逆气。不宜多用，辛热恐损元气。

《珍》云：温中下气，温胃。

《本草》云：主温中下气，止痛，咳逆寒热，除湿、血痹，逐风邪，开腠理，祛痰冷，腹内绞痛，诸冷实不消，中恶，心腹痛，逆气，利五脏。入足太阴、少阴、厥阴，震坤合见，其色绿。

仲景云：吴茱萸汤，当归四逆汤，大温脾汤，及脾胃药，皆用此也。

《衍义》云：此物下气最速，肠虚人服之愈甚。蓼实为之使，恶丹参、硝石、白垩，畏紫石英。(《汤液本草·卷之五·木部》)

茴香

气平，味辛，破一切臭气，调中，止呕，下食。须炒黄色，捣细用。(《医学启源·卷之下·用药备旨》)

气平，味辛。无毒。入手足少阴经，太阳经药。

《象》云：破一切臭气，调中止呕，下食。炒黄色，碎用。

《本草》云：主诸瘘、霍乱及蛇伤。又能治肾劳，癫疝气，开胃下食。又治膀胱阴痛，脚气，少腹痛不可忍。

《液》云：茴香本治膀胱药，以其先丙，故云小肠也，能润丙燥。以其先戊，故从丙至壬。又手足少阴二药，以开上下经之通道，所以壬与丙交也。(《汤液本草·卷之三·草部》)

延胡索

气温，味辛，破血治气，妇人月事不调，小腹痛甚，温暖腰膝，破散癥瘕，捣细用。（《医学启源·卷之下·用药备旨》）

气温，味辛。苦、辛，温。无毒。入手足太阴经。

《象》云：破血治气，月水不调，小腹痛，暖腰膝，破癥瘕。碎用。

《液》云：治心气痛、小腹痛有神。主破血，产后诸疾，因血为病者。妇人月水不调，腹中结块，崩漏淋露，暴血上行，因损下血。（《汤液本草·卷之三·草部》）

缩砂仁

气温，味辛，治脾胃气结滞不散，主虚劳冷泻，心腹痛，下气消食。捣细用。（《医学启源·卷之下·用药备旨》）

气温，味辛。无毒。

入手足太阴经、阳明经、太阳经，足少阴经。

《象》云：治脾胃气结滞不散，主劳虚冷泻，心腹痛，下气，消食。

《本草》云：治虚劳冷泻，宿食不消，赤白泄利，腹中虚痛，下气。

《液》云：与白檀、豆蔻为使则入肺，与人参、益智为使则入脾，与黄柏、茯苓为使则入肾，与赤、白石脂为使则入大小肠。（《汤液本草·卷之三·草部》）

红蓝花

气温，味辛，主产后口噤血晕，腹内恶血不尽，绞痛，破留血神验，酒浸，佐当归生新血。（《医学启源·卷之下·用药备旨》）

苦，阴中微阳。入心养血，又治血晕，恶血不尽绞痛。（《珍珠囊》）

气温，味辛。辛而甘温苦，阴中之阳。无毒。

《象》云：治产后口噤血晕，腹内恶血不尽，绞痛。破留血，神效。搓碎用。

《心》云：和血，与当归同用。

《珍》云：入心养血。谓苦为阴中之阳，故入心。

《本草》云：主产后血晕，胎死腹中，并酒煮服。亦主蛊毒下血。其苗，生捣敷游肿。其子，吞数粒，主天行疮子不出。其胭脂，主小儿聤耳，滴耳中。仲景治六十二种风，兼腹中血气刺痛，用红花一大两，分为四份，酒一大升，煎强半，顿服之。（《汤液本草·卷之三·草部》）

神曲

气温，味甘，消食，治脾胃食不化，须用于脾胃药中少加之。《主治秘要》云：辛，阳，益胃气。炒黄色用。（《医学启源·卷之下·用药备旨》）

辛，纯阳。益胃气。（《珍珠囊》）

气暖，味甘。入足阳明经。

《象》云：消食，治脾胃食不化，须于脾胃药中少加之。微炒黄用。

《珍》云：益胃气。

《本草》云：疗脏腑中风气，调中下气，开胃消宿食。主霍乱，心膈气，痰逆。除烦，破癥结及补虚，去冷气，除肠胃中塞，不下食。令人好颜色。落胎，下鬼胎。又能治小儿腹坚大如盘，胸中满，胎动不安，或腰痛抢心，下血不止。火炒以助天五之气，入足阳明。（《汤液本草·卷之六·米谷部》

黄芪

气温，味甘平，治虚劳自汗，补肺气，实皮毛，泻肺中火，脉弦，自汗。善治脾胃虚弱，疮疡血脉不行，内托阴证，疮疡必用之药也。《主治秘要》云：气温味甘，气薄味厚，可升可降，阴中阳也。其用有五：补诸虚不足一也；益元气二也；去肌热三也；疮疡排脓止痛四也；壮脾胃五也。又云：甘，纯阳，益胃气，去诸经之痛。去芦并皱，锉用。（《医学启源·卷之下·用药备旨》）

甘，纯阳。益胃气，去肌热，止自汗，诸痛用之。与鳖甲相反。（《珍珠囊》）

气温，味甘，纯阳。甘，微温，性平。无毒。入手少阳经、足太阴经，足少阴、命门之剂。

《象》云：治虚劳自汗，补肺气，入皮毛，泻肺中火。如脉弦自汗，脾胃虚弱，疮疡血脉不行，内托，阴证疮疡必用之。去芦用。

《珍》云：益胃气，去肌热，诸痛必用之。

《心》云：补五脏诸虚不足而泻阴火，去虚热，无汗则发之，有汗则止之。

《本草》云：主痈疽久败疮，排脓止痛，大风癞疾，五痔鼠瘘，补虚，小儿百病，妇人子脏风邪气，逐五脏间恶血，补丈夫虚损，五劳羸瘦，腹痛泄痢。益气，利阴气。有白水芪、赤水芪、木芪，功用皆同。惟木芪茎短而理横，折之如绵，皮黄褐色，肉中白色，谓之绵黄芪。其坚脆而味苦者，乃苜蓿根也。又云：破癥癖，肠风血崩，带下，赤白痢，及产前后一切病，月候不调，消渴痰嗽。又治头风热毒，目赤，骨蒸。生蜀郡山谷，白水汉中，今河东陕西州郡多有之。芪与桂同功，特味稍异，比桂但甘平，不辛热耳。世人以苜蓿根代之，呼为土黄芪，但味苦，能令人瘦，特味甘者能令人肥也。颇能乱真，用者宜审。治气虚盗汗并自汗，即皮表之药；又治肤痛，则表药可知，又治咯血，柔脾胃，是为中州药也；又治伤寒、尺脉不至，又补肾脏元气，为里药。是上、中、下、内、外、三焦之药。今《本草图经》只言河东者，沁州绵上是也，故谓之绵芪。味甘如蜜，兼体骨柔软如绵，世以为如绵，非也。《别说》云：黄芪本出绵上为良，故《图经》所绘者，宪水者也，与绵上相邻，盖以地产为绵，若以柔韧为绵，则伪者亦柔，但以干脆甘苦为别耳。

东垣云：黄芪、人参、甘草三味，退热之圣药也。《灵枢》曰：

卫气者，所以温分肉而充皮肤，肥腠理而司开阖。黄芪既补三焦，实卫气，与桂同，特益气异耳。亦在佐使，桂则通血也，能破血而实卫气，通内而实外者软。桂以血言，一作色求，则芪为实气也。恶鳖甲。(《汤液本草·卷之三·草部》)

人参

气温，味甘，治脾肺阳气不足，及肺气喘促，短气少气，补中缓中，泻肺脾胃中火邪，善治短气，非升麻为引用，不能补上升之气，升麻一分，人参三分，可为相得也。若补下焦元气，泻肾中之火邪，茯苓为之使。甘草梢子生用为君，善去茎中痛。或加苦楝，酒煮延胡索为主，尤妙。《主治秘要》云：性温味甘，气味俱薄，浮而升，阳也。其用有三：补元气一也；止渴二也；生津液三也。肺实忌之。又云：甘苦，阳中之阳也，补胃嗽喘勿用，短气用之。去芦。(《医学启源·卷之下·用药备旨》)

甘苦，阳中微阴。养血，补胃气，泻心火，喘咳勿用之，短气用之。与藜芦相反。(《珍珠囊》)

气温，味甘。甘而微苦、微寒，气味俱轻，阳也。阳中微阴，无毒。

《象》云：治脾肺阳气不足，及能补肺，气促，短气少气，补而缓中，泻脾肺胃中火邪，善治短气。非升麻为引用，不能补上升之气，升麻一分，人参三分，为相得也。若补下焦元气，泻肾中火邪，茯苓为之使。

《心》云：补气不足而泻肺火，甘温而补阳利气。脉不足者，是亡血也，人参补之。益脾，与干姜同用，补气，里虚则腹痛，此药补之，是补不足也。

《珍》云：补胃，喘嗽勿用，短气用之。

《本草》云：主补五脏，安精神，定魂魄，止惊悸，除邪气，明目，开心益智。疗肠胃中冷，心腹鼓痛，胸胁逆满，霍乱吐逆，调中，止消渴，通血脉，破坚积，令人不忘。

《液》云：味既甘温，调中益气，即补肺之阳、泻肺之阴也。若便言补肺，而不论阴阳寒热、何气不足，则误矣。若肺受寒邪，宜此补之；肺受火邪，不宜用也。肺为天之地，即手太阴也，为清肃之脏，贵凉而不贵热，其象可知。若伤热则宜沙参。沙参味苦、甘，微寒，无毒，主血积惊气，除寒热，补中，益肺气，疗胃痹，心腹痛，结热邪气，头痛，皮间邪热。安五脏，补中。人参补五脏之阳也，沙参苦，微寒，补五脏之阴也。安得不异。

易老云：用沙参代人参，取其味甘可也。

葛洪云：沙参，主卒得诸疝，小腹及阴中相引，痛如绞，自汗出，欲死。细末，酒调服方寸匕，立瘥。

《日华子》云：治恶疮疥癣及身痒，排脓，消肿毒。

海藏云：今易老取沙参代人参，取其甘也。若微苦则补阴，甘者则补阳，虽云补五脏，亦须各用本脏药相佐使，随所引而相辅一脏也，不可不知。(《汤液本草·卷之四·草部》)

甘草

气味甘，生大凉，火炙之则温，能补三焦元气，调和诸药相协，共为力而不争，性缓，善解诸急，故有"国老"之称。《主治秘要》云：性寒味甘，气薄味厚，可升可降，阴中阳也。其用有五：和中一也；补阳气二也；调诸药三也；能解其大过四也；祛寒邪五也。腹胀则忌之。又云：甘苦，阳中阴也，纯阳，养血，补胃。梢子，去肾茎之痛，胸中积热，非梢子不能除。去皮，碎用。(《医学启源·卷之下·用药备旨》)

生甘平，炙甘温，纯阳。补血养胃。梢去肾经之痛。与远志、大戟、芫花、甘遂、海藻相反。(《珍珠囊》)

气平，味甘，阳也。无毒。入足厥阴经、太阴经、少阴经。

《象》云：生用大泻热火，炙之则温，能补上焦、中焦、下焦元气，和诸药，相协而不争，性缓，善解诸急，故名国老。去皮用。甘草梢子生用为君，去茎中痛，或加苦楝、酒煮延胡索为主，尤妙。

《心》云：热药用之缓其热，寒药用之缓其寒。经曰：甘以缓之，阳不足，补之以甘，中满禁用。寒热皆用，调和药性，使不相悖，炙之散表寒，除邪热，去咽痛，除热，缓正气，缓阴血，润肌。

《珍》云：养血补胃，梢子去肾中之痛。胸中积热，非梢子不能除。

《本草》云：主五脏六腑寒热邪气，坚筋骨，长肌肉，倍力。金疮𫗦，解毒，温中下气，烦满短气，伤脏咳嗽，止渴，通经脉，利血气，解百药毒。为九土之精，安和七十二种石、一千二百种草，故名国老。

《药性论》云：君。忌猪肉。

《内经》曰：脾欲缓，急食甘以缓之。甘以补脾，能缓之也，故汤液用此以建中。又曰：甘者令人中满。又曰：中满者勿食甘。即知非中满药也。甘入脾，归其所喜攻也。或问：附子理中、调胃承气皆用甘草者，如何是调和之意？答曰：附子理中用甘草，恐其僭上也；调胃承气用甘草，恐其速下也。二药用之非和也，皆缓也。小柴胡以柴胡、黄芩之寒，人参、半夏之温，其中用甘草者，则有调和之意。中不满而用甘，为之补，中满者用甘，为之泄，此升降浮沉也。凤髓丹之甘，缓肾湿而生元气，亦甘补之意也。经云：以甘补之，以甘泻之，以甘缓之。《本草》谓：安和七十二种石、一千二百种草，名为国老，虽非君而为君所宗，所以能安和草石而解诸毒也。于此可见调和之意。夫五味之用，苦直行而泄，辛横行而散，酸束而收敛，咸止而软坚，甘上行而发，如何《本草》言下气？盖甘之味，有升降浮沉，可上可下，可内可外，有和有缓，有补有泻，居中之道尽矣。入足厥阴、太阴、少阴，能治肺痿之脓血而作吐剂，能消五发之疮疽。每用水三碗，慢火熬至半碗，去渣服之。消疮与黄芪同功，黄芪亦能消诸肿毒疮疽。修治之法与甘草同。

《本草》又云：术、干漆、苦参为之使。恶远志，反大戟、芫花、甘遂、海藻四物。（《汤液本草·卷之三·草部》）

当归

气温，味甘，能和血补血，尾破血，身和血。《主治秘要》云：性温味辛，气厚味薄，可升可降，阳也。其用有三：心经药一也；和血二也；治诸病夜甚三也。又云：甘辛，阳中微阴，身和血，梢破血，治上治外，酒浸洗糖黄色，嚼之，大辛，可能溃坚，与菖蒲、海藻相反。又云：用温水洗去土，酒制过，或焙或晒干，血病须去芦头用。(《医学启源·卷之下·用药备旨》)

阳中微阴。头破血，身行血，尾止血。治上酒浸，治外酒洗，糖色。嚼之大辛，可能溃坚。与蒲黄、海藻相反。(《珍珠囊》)

气温，味辛甘而大温，气味俱轻，阳也。甘辛，阳中微阴。无毒。入手少阴经，足太阴经、厥阴经。

《象》云：和血补血，尾破血，身和血。先水洗去土，酒制过，或火干、日干入药，血病须用。去芦用。

《心》云：治血通用。能除血刺痛，以甘故能和血，辛温以润内寒，当归之苦以助心散寒。

《珍》云：头，止血；身，和血；梢，破血。治上，酒浸；治外，酒洗。糖色，嚼之大辛，可能溃坚。与菖蒲、海藻相反。

《本草》云：主咳逆上气，温疟寒热，湿在皮肤中，妇人漏下绝子，诸恶疮疡金疮，煮汁饮之。温中止痛及腰痛，除客血内塞，中风痓，汗不出，湿痹，中恶客气虚冷，补五脏，生肌肉。气血昏乱，服之即定。有各归气血之功，故名当归。

雷公云：得酒浸过，良。若要破血，即使头节硬实处；若要止痛止血，即用尾。若一时用，不如不使。

易老云：用头，则破血；用尾，则止血；若全用，则一破一止，则和血也。入手少阴，以其心主血也；入足太阴，以其脾裹血也；入足厥阴，以其肝藏血也。头能破血，身能养血，尾能行血。用者不分，不如不使。若全用，在参、芪皆能补血；在牵牛、大黄皆能破血，佐使定分，用者当知。从桂、附、茱萸则热；从大黄、芒硝则寒。诸经头痛，俱在细辛条下。惟酒蒸当归，又治头痛，以其诸头痛皆属木，故以血药主之。

《药性论》云：臣。畏生姜，恶湿面。

《经》云：当归主咳逆上气。当归血药，如何治胸中气？《药性论》云：补女子诸不足。此说尽当归之用矣。（《汤液本草·卷之三·草部》）

熟地黄

气寒，味苦，酒暵熏如乌金，假酒力则微温，补血虚不足，虚损血衰之人须用，善黑须发，忌萝卜。《主治秘要》云：性温，味苦甘，气薄味厚，沉而降，阴也。其用有五：益肾水真阴一也；和产后气血二也；去脐腹急痛三也；养阴退阳四也；壮水之源五也。又云：苦，阴中之阳，治外治上。酒浸，锉细用。（《医学启源·卷之下·用药备旨》）

甘苦，阴中微阳。大补血虚不足，通血脉，益气力。忌萝卜。（《珍珠囊》）

气寒，味苦，阴中之阳。甘，微苦，味厚气薄，阴中阳也。无毒。入手足少阴经、厥阴经。

《象》云：酒洒，蒸如乌金，假酒力则微温，大补，血衰者须用之。善黑须发。忌萝卜。

《珍》云：若治外、治上，酒制。

《心》云：生则性大寒而凉血，熟则性寒而消肾。

《本草》云：主折跌、绝筋、伤中，逐血痹，填骨髓，长肌肉。作汤除寒热积聚，除痹，主男子五劳七伤，女子伤中、胞漏下血，破恶血，尿血，利大小肠，去胃中宿食，饱力断绝，补五脏内伤不足，通血脉，益气力，利耳目。生者尤良，得清酒、麦门冬尤良。恶贝母，畏芜荑。

东垣云：生地黄治手足心热及心热，入手足少阴、手足厥阴，能益肾水而治血，脉洪实者宜此，若脉虚，则宜熟地黄。地黄假火力蒸九数，故能补肾中元气。仲景制八味丸，以熟地黄为诸药之首，天一所生之源也。汤液四物以治藏血之脏，亦以干熟地黄为君者，癸乙同归一治。蒸捣不可犯铁，若犯铁，令人肾消。

陈藏器云：蒸干即温补，生干即平宣。

《机要》云：熟地黄，脐下发痛者，肾经也，非地黄不能除。补肾益阴之剂，二宜丸加当归为补髓。（《汤液本草·卷之三·草部》）

半夏

气微寒，味辛平，治寒痰及形寒饮冷伤肺而咳，大和胃气，除胃寒，进饮食，治太阴痰厥头痛，非此不能除。《主治秘要》云：性温，味辛苦，气味俱薄，沉而降，阴中阳也。其用有四：燥脾胃湿一也；化痰二也；益脾胃之气三也；消肿散结四也。渴则忌之。又云：平，阴中之阳，除胸中痰涎。汤洗七次，干用。（《医学启源·卷之下·用药备旨》）

苦辛，阴中之阳。除痰涎，胸中寒痰，治太阳痰厥头痛。与乌羊血、鳖甲、皂荚、雄黄相反。（《珍珠囊》）

气微寒，味辛平。苦而辛，辛厚苦轻，阳中阴也。生微寒，熟温。有毒。入足阳明经、太阴经、少阳经。

《象》云：治寒痰，及形寒饮冷伤肺而咳。大和胃气，除胃寒，进食。治太阴痰厥头痛，非此不能除。

《心》云：能胜脾胃之湿，所以化痰。渴者禁用。

《珍》云：消胸中痞，祛膈上痰。

《本草》云：主伤寒寒热，心下坚，下气，咽喉肿痛，头眩，胸胀，咳逆，肠鸣。止汗，消心腹、胸膈痰热满结，咳嗽上气，心下急痛坚痞，时气呕逆，消痈肿，堕胎，疗痿黄，悦泽面目。生令人吐，熟令人下。用之汤洗去滑令尽。用生姜等份制用，能消痰涎，开胃健脾。射干为之使。恶皂荚。畏雄黄、生姜、干姜、秦皮、龟甲。反乌头。

《药性论》云：半夏使。忌羊血、海藻、饴糖。柴胡为之使。

俗用为肺药，非也。止吐为足阳明，除痰为足太阴。小柴胡中虽为止呕，亦助柴胡能止恶寒，是又为足少阳也；又助黄芩能去热，是又为足阳明也。往来寒热在表里之中，故用此有各半之意。本以治伤寒之寒热，所以名半夏。经云：肾主五液，化为五湿，自入为唾，入肝为泣，入心为汗，入脾为痰，入肺为涕。有涎曰嗽，无涎曰咳，痰者因咳而动脾之湿也。半夏能泄痰之标，不能泄痰之本，泄本者，泄肾。咳无形，痰有形，无形则润，有形则燥，所以为流湿润燥也。（《汤液本草·卷之四·草部》）

白术

气温，味甘，能除湿益燥，和中益气，利腰脐间血，除胃中热。《主治秘要》云：性温，味微苦，气味俱薄，浮而升阳也。其用有九：温中一也；祛脾胃中湿二也；除脾胃热三也；强脾胃，进饮食四也；和脾胃，生津液五也；主肌热六也；治四肢困倦，目不欲开，怠惰嗜卧，不思饮食七也；止渴八也；安胎九也。（《医学启源·卷之下·用药备旨》）

苦甘温，阳中微阴。脾苦湿，急食苦以燥之。又利腰脐间血。与苍术同用。海藏云：苍白有止发之异。（《珍珠囊》）

气温，味甘。苦而甘、温，味厚气薄，阴中阳也。无毒。入手太阳、少阴经，足阳明、太阴、少阴、厥阴四经。

《象》云：除湿益燥，和中益气，利腰脐间血，除胃中热，祛诸经之湿，理胃。

洁古云：温中祛湿，除热，降胃气，苍术亦同，但味颇厚耳。下行则用之，甘温补阳，健脾逐水，寒淫所胜，缓脾生津祛湿，渴者用之。

《本草》在本条下，无苍、白之名。近多用白术治皮间风，止汗消痞，补胃和中，利腰脐间血，通水道，上而皮毛，中而心胃，下而腰脐，在气主气，在血主血。

洁古又云：非白术不能祛湿，非枳实不能消痞。除湿利水道，

如何是益津液。(《汤液本草·卷之三·草部》)

苍术

气温，味甘，主治与白术同。若除上湿、发汗，功最大。若补中焦、除湿，力少。《主治秘要》云：其用与白术同，但比之白术气重而体沉。治胫足湿肿，加白术。泔浸，刮去皮用。(《医学启源·卷之下·用药备旨》)

甘辛，阳中微阴。诸肿湿非此不能除。足阳明太阴，能健胃安脾。(《珍珠囊》)

气温，味甘。入足阳明、太阴经。

《象》云：主治同白术，若除上湿、发汗，功最大；若补中焦、除湿，力小，如白术也。

《衍义》云：其长如大拇指，肥实，皮色褐，气味辛烈，须米泔浸洗，再换泔浸二日，去上粗皮。

东垣云：入足阳明、太阴，能健胃安脾。

《本草》但言术不分苍、白。其苍术别有雄壮之气，以其经泔浸、火炒，故能出汗，与白术止汗特异，用者不可以此代彼。

海藏云：苍、白有止、发之异，其余主治并见《图经》。(《汤液本草·卷之三·草部》)

橘皮

气温，味苦，能益气。加青皮减半，去滞气，推陈致新。若补脾胃，不去白；若理胸中滞气，去白。《主治秘要》云：性寒味辛，气薄味厚，浮而升，阳也。其用有三：祛胸中寒邪一也；破滞气二也；益脾胃三也。少用同白术则益脾胃，其多及独用则损人。又云：苦辛，益气利肺，有甘草则补肺，无则泻肺。(《医学启源·卷之下·用药备旨》)

苦辛，阴中之阳。利肺气，有甘则补，无则泻脾，活人，治哕。(《珍珠囊》)

青皮

气温，味辛，主气滞，消食破积。《主治秘要》云：性寒，味苦，气味俱厚，沉而降，阴也。其用有五：足厥阴、少阳之分，有病则用之一也；破坚癖二也；散滞气三也；祛下焦诸湿四也；治左胁有积气五也。（《医学启源·卷之下·用药备旨》）

苦辛咸，阴中之阳。主气滞，破积结。少阳经下药也。陈皮治高，青皮治低。（《珍珠囊》）

气温，味辛。苦而辛，性寒，气厚，阴也。足厥阴经引经药，又入手少阳经。

《象》云：主气滞，消食，破积结膈气。去瓤。

《心》云：厥阴经引经药也。有滞气则破滞气，无滞气则损真气。

《液》云：主气滞，下食，破积结及膈气。或云与陈皮一种。青皮小而未成熟，成熟而大者橘也，色红故名红皮，日久者佳，故名陈皮。如枳实、枳壳一种，"实"小而青，未瓤，"壳"大而黄紫色，已瓤，故壳高而治胸膈，实低而治心下。与陈皮治高，青皮治低同意。又云：陈皮、青皮二种，枳实、枳壳亦有二种。（《汤液本草·卷之五·果部》）

藿香

气微温，味甘辛，疗风水，去恶气，治脾胃吐逆，霍乱心痛。《主治秘要》云：性温，味苦，气厚味薄，浮而升，阳也。其用，助胃气。又云：甘苦，纯阳，补胃气，进饮食。去枝茎用叶，以手搓用。（《医学启源·卷之下·用药备旨》）

甘苦，纯阳微阴。补卫气，益胃气，进饮食。又治吐逆霍乱。（《珍珠囊》）

气微温，味甘辛，阳也。甘苦，纯阳。无毒。入手足太阴经。

《象》云：治风水，去恶气，治脾胃，吐逆，霍乱，心痛。去枝、梗，用叶。

《心》云：芳馨之气，助脾开胃，止呕。

《珍》云：补卫气，益胃进食。

《本草》云：主脾胃呕逆，疗风水毒肿，去恶气，疗霍乱心痛，温中快气。治口臭，上焦壅，煎汤漱口。入手足太阴。入顺气乌药汤则补肺，入黄芪四君子汤则补脾。（《汤液本草·卷之五·木部》）

槟榔

气温，味辛，治后重如神，性如铁石之沉重，能坠诸药至于下。《主治秘要》云：性温，气味苦，气薄味厚，沉而降，阴中阳也。其用，破滞气下行。又云：辛，纯阳，破滞气，泄胸中至高之气。（《医学启源·卷之下·用药备旨》）

辛，纯阳。破气滞，泄胸中至高之气。（《珍珠囊》）

气温，味辛苦，味厚气轻，阴中阳也。纯阳，无毒。

《象》云：治后重如神。性如铁石之沉重，能坠诸药至于下极。杵细用。

《心》云：苦以破滞，辛以散邪，专破滞气下行。

《珍》云：破滞气，泄胸中至高之气。

《本草》云：主消谷逐水，除痰癖，下三虫，去伏尸，疗寸白虫。（《汤液本草·卷之五·木部》）

广茂

京三棱：气温，味苦辛，主心膈痛，饮食不消，破痃癖气最良。火炮开用。（《医学启源·卷之下·用药备旨》）

京三棱：气平，味苦，主心膈痛，饮食不消，破气，治老癖癥瘕结块，妇人血脉不调，心腹刺痛。《主治秘要》云：味苦，阴中之阳，破积气，损真气，虚人不用。火炮制使。（《医学启源·卷之下·用药备旨》）

京三棱：苦甘，阴中之阳。破气，泻真气，主老癖癥瘕气结

块，血脉不调。气虚者不用。(《珍珠囊》)

三棱：气平，味苦，阴中之阳。无毒。

《象》云：治老癖癥瘕结块，妇人血脉不调，心腹刺痛。须炮用。

《珍》云：破积气，损真气，虚者勿用。

《液》云：又治气胀，血脉不调，补五劳，通月经，消瘀血。色白，破血中之气。(《汤液本草·卷之四·草部》)

阿胶

气微温，味甘平，主心腹疼痛，血崩，补虚安胎，坚筋骨，和血脉，益气止痢。《主治秘要》云：性平味淡，气味俱薄，浮而升，阳也，能补肺气不足。慢火炮脆搓细用。(《医学启源·卷之下·用药备旨》)

甘，纯阳。补肺，补虚，安胎，止痢。(《珍珠囊》)

气微温，味甘平。无毒。甘辛平。味薄，气厚，升也，阳也。入手太阴经，足少阴经、厥阴经。

《象》云：主心腹痛内崩。补虚安胎，坚筋骨，和血脉，益气止痢。炮用。

《心》云：补肺金气不足。除不足，甘温补血。出东阿，得火良。

《本草》云：主心腹内崩，劳极，洒洒如疟状。腰腹痛，四肢酸痛，女子下血，安胎，丈夫小腹痛。虚劳羸瘦。阴气不足，脚痛不能久立。养肝气，益肺气。肺虚极损，咳嗽，唾脓血，非阿胶不补。仲景猪苓汤用阿胶，滑以利水道。《活人书》四物汤加减例，妊娠下血者，加阿胶。(《汤液本草·卷之六·兽部》)

诃子

气温，味苦，主腹胀满，不下饮食，消痰下气，通利津液，破胸膈结气，治久痢赤白、肠风。去核，捣细用。(《医学启源·卷之

下·用药备旨》)

桃仁

气温，味甘苦，治大便血结、血秘、血燥，通润大便，七宣丸中用之，专疗血结，破血。汤浸去皮尖，研如泥用。(《医学启源·卷之下·用药备旨》)

气温，味苦甘，性平，苦重于甘，阴中阳也。无毒。入手足厥阴经。

《象》云：治大便血结、血秘、血燥，通润大便。七宣丸中，专治血结，破血。以汤浸，去皮尖，研如泥用。

《心》云：苦以泄滞血，甘以生新血，故凝血须用。又去血中之热。

《本草》云：主瘀血血闭，癥瘕邪气。杀小虫，止咳逆上气，消心下坚。除卒暴击血，通月水，止痛破血。入手足厥阴。

《衍义》云：老人虚秘，与柏子仁、火麻仁、松子仁等份，同研，熔白蜡，和丸如桐子大，以少黄丹汤下。仲景治中焦蓄血用之。(《汤液本草·卷之五·果部》)

杏仁

气温，味甘苦，除肺中燥，治风燥在于胸膈。《主治秘要》云：性温，味苦而甘，气薄味厚，浊而沉降，阴也；其用有三；润肺气一也；消宿食二也；升滞气三也。麸炒，去皮尖用。(《医学启源·卷之下·用药备旨》)

气温，味甘苦，冷利。有小毒。入手太阴经。

《象》云：除肺燥，治风燥在胸膈间。麸炒，去皮尖用。

《心》云：散结润燥，散肺之风及热，是以风热嗽者用之。

《本草》云：咳逆上气，雷鸣，喉痹，下气，产乳金疮，寒心，贲豚，惊痫，心下烦热，风气往来，时行头痛。解肌，消心下急，杀狗毒，破气，入手太阴。王朝奉治伤寒，气上喘、冲逆者，麻黄汤内加杏仁、陈皮；若气不喘、冲逆者，减杏仁、陈皮，知其能泻肺也。

东垣云：杏仁下喘，用治气也。桃仁疗狂，用治血也。桃、杏仁俱治大便秘，当以气血分之。昼则难便，行阳气也；夜则难便，行阴血也。大肠虽属庚，为白肠，以昼夜言之，气血不可不分也。年虚人大便燥秘、不可过泄者，脉浮在气，杏仁、陈皮；脉沉在血，桃仁、陈皮。所以俱用陈皮者，以其手阳明病，与手太阴俱为表里也。贲门上主往来，魄门下主收闭，故王氏言肺与大肠为通道也。（《汤液本草·卷之五·果部》）

大麦蘖

气温，味咸，补脾胃虚，宽肠胃。捣细，炒黄色，取面用之。（《医学启源·卷之下·用药备旨》）

气温，味甘咸。无毒。

《象》云：补脾胃虚，宽肠胃。先杵细，炒黄，取面用。

《本草》云：能消化宿食，破癥结冷气，去心腹胀满。开胃，止霍乱，除烦祛痰。治产后秘结，鼓胀不通。大麦蘖并神曲二药，气虚人宜服，以代戊己腐熟水谷。与豆蔻、缩砂、木瓜、芍药、五味子、乌梅为之使。（《汤液本草·卷之六·米谷部》）

紫草

气温，味苦，主心腹邪气、五疸，利九窍，补中益气，通水道，疗腹肿胀满。去土用茸，锉细用。（《医学启源·卷之下·用药备旨》）

气寒，味苦。无毒。

《本草》云：主心腹邪气，五疸，补中益气，利九窍，通水道，治腹肿胀满。去土，用茸。（《汤液本草·卷之四·草部》）

苏木

气平，味甘咸，主破血，产后血胀闷欲死者。排脓止痛，消痈肿瘀血，妇人月经不调，及血晕口噤。《主治秘要》云：性凉，味微辛，发散表里风气。又云：甘咸，阳中之阴，破死血。锉细用。（《医学启源·卷之下·用药备旨》）

甘咸，阳中之阴。破死血及血胀欲死。（《珍珠囊》）

气平，味甘咸。甘而酸辛，性平。甘胜于酸辛，阳中之阴。无毒。

《本草》云：主破血，产后血胀闷欲死者。排脓止痛，消痈肿瘀血，妇人月水不调及血晕口噤。

《心》云：性平，甘胜于酸辛。祛风，与防风同用。

《珍》云：破死血。（《汤液本草·卷之五·木部》）

茯苓

气平，味甘，止消渴，利小便，除湿益燥，利腰脐间血，和中益气为主。治小便不通，尿黄或赤而不利，如小便利，或数服之，则损人目；如汗多人服之，损元气，夭人寿。医言赤泻白补，上古无此说。《主治秘要》云：性温，味淡，气味俱薄，浮而升，阳也。其用有五：止泻一也；利小便二也；开腠理三也；除虚热四也；生津液五也。刮皮，捣细用。（《医学启源·卷之下·用药备旨》）

甘淡，纯阳。渗泄止渴，伐肾邪。小便多则能止之，涩则能利之。白入辛壬癸，赤入丙。与白蔹、地榆相反。（《珍珠囊》）

气平，味淡。味甘而淡，阳也。无毒。

白者，入手太阴经，足太阳经、少阳经；赤者，入足太阴经，手太阳经、少阴经。

《象》云：止渴，利小便，除湿益燥，和中益气，利腰脐间血为主。治小便不通，尿黄而赤或不利。如小便利或数服之，则大损人目。如汗多人服之，损真气，夭人寿。医云赤泻白补，上古无此说。去皮用。

《心》云：淡能利窍，甘以助阳，除湿之圣药也。味甘平，补阳，益脾逐水。湿淫所胜，小便不利。淡味渗，泄阳也。治水缓脾，生精导气。

《珍》云：甘，纯阳。渗泄止渴。

《本草》云：胸胁逆气，忧恚惊邪恐悸，心下结痛，寒热烦满，咳逆，口焦舌干。利小便，止消渴，好唾，大腹淋沥，消膈中痰水、水肿、淋结。开胸腑，调脏气，伐肾邪，长阴，益气力，保神守中。

《液》云：入足少阴、手足太阳。色白者入辛壬癸，赤者入丙丁。伐肾邪，小便多能止之，小便涩能利之。与车前子相似，虽利小便而不走气。酒浸，与光明朱砂同用，能秘真。味甘平，如何是利小便？（《汤液本草·卷之五·木部》）

泽泻

气平，味甘，除湿之圣药也。治小便淋沥，去阴间汗，无此疾服之，令人目盲。《主治秘要》云：味咸性寒，气味俱厚，沉而降，阴也。其用有四：入肾经一也；去旧水，养新水二也；利小便三也；消肿疮四也。又云：咸，阴中微阳，渗泄止渴。捣细用。（《医学启源·卷之下·用药备旨》）

咸，阴中微阳。渗泄，止渴，泄伏水。（《珍珠囊》）

气平，味甘。甘咸寒，味厚，阴也，降也，阴中微阳。入足太阳经、少阴经。

《象》云：除湿之圣药。治小便淋沥，去阴间汗。无此疾服之，令人目盲。

《心》云：去旧水，养新水。寒水气，须用。

《珍》云：渗泻止渴。

《本草》云：治风寒湿痹，乳难消水，养五脏，益气力，肥健。补虚损五劳，除五脏痞满，起阴气，止泄精、消渴、淋沥，逐膀胱三焦停水。

扁鹊云：多服病患眼。

《衍义》云：其功尤长于行水。

仲景云：水搐烦渴，小便不利，或吐或泻，五苓散主之。方用泽泻，故知其用长于行水。《本经》又引扁鹊云：多服病患眼。诚为行去其水故也。仲景八味丸用之者，亦不过接引桂、附等归就肾经，别无他意。凡服泽泻散人，未有不小便多者，小便既多，肾气焉得复实？今人止泄精，多不敢用。

《本经》云：久服明目。扁鹊谓：多服昏目，何也？易老云：去胞中留垢，以其味咸能泄伏水，故去留垢，即胞中陈积物也。入足太阳、少阴，仲景治太阳中风入里，渴者，五苓散主之。(《汤液本草·卷之四·草部》)

猪苓

气平，味甘，大燥除湿，比诸淡渗药，大燥亡津液，无湿证勿服。《主治秘要》云：性平味淡，气味俱薄，升而微降，阳也。其用与茯苓同。又云：甘苦，纯阳，去心中懊恼。去黑皮，里白者佳。(《医学启源·卷之下·用药备旨》)

甘苦，阳中之阴。渗泄止渴，又治淋肿。(《珍珠囊》)

气平，味甘苦、甘寒。甘苦而淡，甘重于苦，阳也。无毒。入足太阳经、少阴经。

《象》云：除湿。比诸淡渗药大燥，亡津液，无湿证勿服。去皮用。

《心》云：苦以泄滞，甘以助阳，淡以利窍。故能除湿利小便。

《珍》云：利小便。

《本草》云：主痎疟，解毒蛊疰不祥，利水道，能疗妊娠淋。又治从脚上至腹肿，小便不利。仲景少阴渴者，猪苓汤。入足太阳、少阴。

《衍义》云：行水之功多，久服必损肾气，昏人目。果欲久服

者，更宜详审。(《汤液本草·卷之五·木部》)

滑石

气寒，味甘，治前阴窍涩不利，性沉重，能泄气，上令下行，故曰滑则利窍，不比与淡渗诸药同。白者佳，捣细用；色红者服之令人淋。(《医学启源·卷之下·用药备旨》)

气寒，味甘，大寒，无毒。入足太阳经。

《象》云：治前阴不利，性沉重，能泄上气，令下行，故曰滑则利窍，不可与淡渗同用。白者佳，杵细、水飞用。

《本草》云：主身热泄澼，女子乳难，癃闭。利小便，荡肠胃积聚寒热，益精气。通九窍六腑津液，去留结，止渴，令人利中。入足太阳。滑能利窍，以通水道，为至燥之剂。猪苓汤用滑石，与阿胶同为滑利，以利水道。葱、豉、生姜同煎去渣，澄清以解利。淡味渗泄为阳，解表、利小便也。若小便自利，不宜以此解之。

《衍义》云：暴吐逆，不下食，以生细末二钱匕，温水调服，后以热面压之。(《汤液本草·卷之六·玉石部》)

瞿麦

气寒，味苦辛，主关格诸癃结，小便不通，治痈肿排脓，明目去翳，破胎堕胎。下闭血，逐膀胱邪热。《主治秘要》云：阳中之阴，利小便为君。去枝用穗。(《医学启源·卷之下·用药备旨》)

辛，阳中微阴。利小便为君。(《珍珠囊》)

气寒，味苦辛，阳中微阴也。

《象》云：主关格诸癃结，小便不通，治痈肿，排脓，明目去翳，破胎下闭血，逐膀胱邪热。用穗。

《珍》云：利小便，为君主之用。

《本草》云：出刺，决痈肿，明目去翳，破胎堕子，下闭血，养肾气，逐膀胱邪逆，止霍乱，长毛发。(《汤液本草·卷之四·草部》)

车前子

气寒，味甘，阴癞气闭，利水道，通小便，除湿痹，肝中风热冲目赤痛。捣细用。（《医学启源·卷之下·用药备旨》）

气寒，味甘咸。无毒。

《象》云：主气癃闭。利水道，通小便，除湿痹，肝中风热，冲目赤痛。

《本草》云：主气癃。止痛，利水道，通小便，除湿痹，男子伤中，女子淋沥，不欲食，养肺，强阴益精，令人有子，明目，治目热赤痛，轻身耐老。

东垣云：能利小便而不走气，与茯苓同功。（《汤液本草·卷之四·草部》）

木通

气平，味甘，主小便不通，导小肠中热。刮去粗皮用。（《医学启源·卷之下·用药备旨》）

气平，味甘。甘而淡，性平，味薄，阳也。无毒。

《象》云：主小便不利，导小肠热。去皮用。

《心》云：通经利窍。

《本草》云：除脾胃寒热，通利九窍、血脉、关节，令人不忘，散痈肿诸结不消，堕胎，去虫。（《汤液本草·卷之四·草部》）

灯草、通草

气平，味甘，通阴窍涩不利，利小便，除水肿、癃闭、五淋。《主治秘要》云：辛甘，阳也，泻肺，利小便。锉细用。（《医学启源·卷之下·用药备旨》）

灯草：甘，纯阳。利小便（《珍珠囊》）

通草：甘，纯阳。泻肺，利小便，通阴窍涩。（《珍珠囊》）

通草：气平，味甘辛，阳也。无毒。灯草同。

《象》云：治阴窍不利，行小水，除水肿闭，治五淋。生用。

《珍》云：泻肺，利小便。甘平以缓阴血。

《日华子》云：明目退热，催生，下胞，下乳。（《汤液本草·卷之四·草部》）

五味子

气温，味酸，大益五脏气。孙真人曰：五月常服五味子，以补五脏之气。遇夏月季夏之间，令人困乏无力，无气以动，与黄芪、人参、麦门冬，少加黄柏，锉煎汤服之，使人精神、元气两足，筋力涌出。生用。（《医学启源·卷之下·用药备旨》）

酸，阴中微阳。治嗽，补真气。与葳蕤、乌头相反。（《珍珠囊》）

气温，味酸，阴中阳。酸而微苦，味厚气轻，阴中微阳。无毒。入手太阴经，入足少阴经。

《象》云：大益五脏。

孙真人云：五月常服五味子，以补五脏气，遇夏月季夏之间，困乏无力，无气以动，与黄芪、人参、麦门冬，少加黄柏煎汤服，使人精神顿加，两足筋力涌出。生用。

《珍》云：治咳嗽。

《心》云：收肺气，补气不足，升也。酸以收逆气，肺寒气逆，则以此药与干姜同用治之。

《本草》云：主咳逆上气，劳伤羸瘦，补不足，益气强阴，益精，养五脏，除热。

《日华子》云：明目，暖水脏，治风，下气消食，霍乱转筋，痃癖，奔豚冷气。消水肿，反胃，心腹气胀。止渴，除烦热，解酒毒，壮筋骨。五味皮甘肉酸，核中辛苦，都有咸味，故名五味子。仲景八味丸用此为肾气丸，述类象形也。

孙真人云：六月常服五味子，以益肺金之气，在上则滋源，在下则补肾，故入手太阴、足少阴也。（《汤液本草·卷之四·草部》）

白芍药

气微寒，味酸，补中焦之药，炙甘草为辅，治腹中痛；如夏月腹痛，少加黄芩；若恶寒腹痛，加肉桂一分，白芍药二分，炙甘草一分半，此仲景神品药也。如冬月大寒腹痛，加桂一钱半，水二盏，煎至一盏服。《主治秘要》云：性寒味酸，气厚味薄，升而微降，阳中阴也。其用有六：安脾经一也；治腹痛二也；收胃气三也；止泻利四也；和血脉五也；固腠理六也。又云：酸苦，阴中之阳，白补赤散，泻肝补脾胃，酒浸引经，止中部腹痛。去皮用。（《医学启源·卷之下·用药备旨》）

甘酸，阴中之阳。曰补赤散，泻肝，补脾胃。酒浸行经，止中部腹痛。与石斛、硝石相反。（《珍珠囊》）

气微寒，味酸而苦。气薄味厚，阴也，降也。阴中之阳。有小毒。入手、足太阴经。

《象》云：补中焦之药，得炙甘草为佐，治腹中痛。夏月腹痛少加黄芩，如恶寒腹痛，加肉桂一钱，白芍药三钱，炙甘草一钱半，此仲景神方也。如冬月大寒腹痛，加桂二钱半，水二盏，煎一半。去皮用。

《心》云：脾经之药，收阴气，能除腹痛，酸以收之，扶阳而收阴气，泄邪气。扶阴与生姜同用，温经散湿通塞，利腹中痛，胃气不通，肺燥气热。酸收甘缓，下利必用之药。

《珍》云：白补，赤散，泻肝，补脾胃，酒浸行经，止中部腹痛。

《本草》云：主邪气腹痛，除血痹，破坚积，寒热疝瘕，止痛，利小便，益气，通顺血脉，缓中，散恶血，逐贼血，去水气，利膀胱。

《衍义》云：芍药全用根，其品亦多。须用花红而单叶者，山中者佳，花叶多则根虚。然其根多赤色，其味涩，有色白粗肥者亦好，余如经。然血虚寒人禁此一物，古人有言，减芍药以避中寒。诚不可忽。今见花赤者，为赤芍药，花白者，为白芍药，俗云白补而赤泻。

东垣云：但涩者为上。或问：古今方论中多以涩为收，今《本经》有利小便一句者，何也？东垣云：芍药能停诸湿而益津液，使小便自行，本非通行之药，所当知之。又问：有缓中一句，何谓缓中？东垣云：损其肝者缓其中。又问：当用何药以治之？东垣云：当用四物汤，以其内有芍药故也。赤者，利小便，下气；白者，止痛，散气血。入手、足太阴经。大抵酸涩者为上，为收敛停湿之剂，故主手、足太阴经。收降之体，故又能至血海而入于九地之下，后至厥阴经也。后人用赤泻白补者，以其色在西方故补，色在南方故泄也。

《本草》云：能利小便。非能利之也，以其肾主大小二便，既用此以益阴滋湿，故小便得通也。

《难经》云：损其肝者缓其中。即调血也。没药、乌药、雷丸为之使。

《本草》又云：恶石斛、芒硝。畏硝石、鳖甲、小蓟。反藜芦。

《液》云：腹中虚痛，脾经也，非芍药不除。补津液停湿之剂。（《汤液本草·卷之三·草部》）

桑白皮

气寒，味苦酸，主伤中五痨羸瘦，补虚益气，泻肺气，止吐血、热渴，消水肿，利水道。去皮用。（《医学启源·卷之下·用药备旨》）

气寒，味苦酸，甘而辛，甘厚辛薄。无毒。入手太阴经。

《象》云：主伤中、五劳羸瘦，补虚益气，除肺气，止唾血、热渴，消水肿，利水道。

《心》云：甘以固元气，辛以泻肺气之有余。

《本草》云：治伤中五劳六极羸瘦，崩中脉绝，补虚益气。去肺中水气，唾血热渴，水肿，腹满胪胀，利水道，去寸白，可缝金疮。出土者，杀人。续断、麻子、桂心为之使。忌铁铅。（《汤液本

草·卷之五·木部》)

天门冬

气寒，味微苦，保肺气，治血热侵肺，上喘气促，加人参、黄芪，用之为主，神效。《主治秘要》云：甘苦，阳中之阴。汤浸，晒干，去心用。(《医学启源·卷之下·用药备旨》)

甘苦，阳中之阴。保肺气，治血热侵肺，上喘气促。(《珍珠囊》)

气寒，味微苦。苦而辛，气薄味厚，阴也。甘平大寒，无毒，阳中之阴。入手太阴经、足少阴经。

《象》云：保肺气，治血热侵肺，上喘气促。加人参、黄芪为主用之，神效。

《心》云：苦以泄滞血，甘以助元气，及治血妄行，此天门冬之功也。

《本草》云：主诸暴风湿偏痹，强骨髓，杀三虫，去伏尸。保定肺气，去寒热，养肌肤，益气力，利小便，冷而能补。久服延年，多子孙，能行步，益气。入手太阴、足少阴经，荣卫枯涸，湿剂所以润之，二门冬、人参、北五味子、枸杞子，同为生脉之剂。此上焦独取寸口之意。

《日华子》云：贝母为使。镇心，润五脏，益皮肤，悦颜色。补五劳七伤，治肺气并嗽，消痰，及风痹热毒，游风烦闷，吐血。去心用。(《汤液本草·卷之四·草部》)

麦门冬

气寒，味微苦甘，治肺中伏火，脉气欲绝。加五味子、人参二味，为生脉散，补肺中元气不足，须用之。《主治秘要》云：甘，阳中微阴，引经酒浸，治经枯、乳汁不下。汤洗，去心用。(《医学启源·卷之下·用药备旨》)

甘，阳中微阴。治肺中伏火，生脉保神，强阴益精。与苦参相

反。(《珍珠囊》)

气寒，味微苦甘。微寒，阳中微阴也。无毒。入手太阴经。

《象》云：治肺中伏火，脉气欲绝，加五味子、人参。三味为生脉之剂，补肺中元气不足。

《珍》云：行经，酒浸、汤浸。去心，治经枯。

《心》云：补心气不足，及治血妄行，补心不足。

《本草》云：主心腹结气，伤中伤饱，胃络脉绝，羸瘦短气。身重目黄，心下支满，虚劳客热，口干燥渴，止呕吐，愈痿蹶，强阴益精，消谷调中，保神，定肺气，安五脏，令人肥健，美颜色，有子。地黄、车前子为之使，恶款冬花、苦瓠。畏苦参、青襄。入手太阴。

《衍义》云：治肺热之功为多，其味苦，但专泄而不专收，寒多人禁服。治心肺虚热及虚劳。麦门冬、地黄、麻仁、阿胶，润经益血，复脉通心。二门冬、五味子、枸杞子，同为生脉之剂。(《汤液本草·卷之四·草部》)

犀角

气寒，味苦酸，主伤寒、瘟疫头痛，安心神，止烦渴霍乱，明目镇惊，治中风失音，小儿麸豆，风热惊痫。镑末用。(《医学启源·卷之下·用药备旨》)

气寒，味苦。酸咸，微寒。无毒。

《象》云：治伤寒温疫头痛，安心神，止烦乱，明目镇惊。治中风失音，小儿麸豆，风热惊痫。镑用。

《本草》云：主百毒蛊疰，邪鬼瘴气。杀钩吻、鸩羽、蛇毒，除邪，不迷惑，魇寐。疗伤寒温疫，头痛寒热，诸毒气。能治一切疮肿，破血。

《液》云：升麻代犀角说，并见升麻条下。易老疗蓄血分三部：上焦蓄血，犀角地黄汤；中焦蓄血，桃仁承气汤；下焦蓄血，抵当汤、丸，丸但缓于汤耳。三法的当，后之用者，无以复加。(《汤液

本草·卷之六·兽部》）

乌梅

气寒，味酸，主下气，除热烦满，安心调中，治痢止渴。以盐豉为白梅，亦入除痰药。去核用。（《医学启源·卷之下·用药备旨》）

气平，味酸。酸温，阳也。无毒。

《象》云：主下气，除热烦满，安心调中，治痢止渴。以盐为白梅，亦入除痰药。去核用。

《心》云：收肺气。

《本草》云：主肢体痛，偏枯不仁，死肌。去青黑痣，恶疾，止下痢，好唾口干，去骨间热。又方，治一切恶疮肉出，以乌梅烧为灰，杵末，敷上，恶肉立尽。仲景治吐蛔下利，乌梅丸。（《汤液本草·卷之五·果部》）

牡丹皮

气寒，味苦，治肠胃积血，及衄血、吐血必用之药，是犀角地黄汤中一味也。《主治秘要》云：辛苦，阴中之阳，凉骨热。锉用。（《医学启源·卷之下·用药备旨》）

苦辛，阴中微阳。凉骨蒸，又治肠胃积血、衄血、吐血。手厥阴、足少阴治无汗骨蒸也。（《珍珠囊》）

气寒，味苦辛。阴中微阳。辛苦微寒。无毒。手厥阴经，足少阴经。

《象》云：治肠胃积血，及衄血、吐血，必用之药。

《珍》云：凉骨蒸。

《本草》云：主寒热，中风，瘛疭，痉，惊痫邪气。除癥坚、瘀血留舍肠胃。安五脏，疗痈疮，除时气头痛，客热，五劳之气，腰痛，风噤，癫疾。

易老云：治神志不足。神不足者，手少阴；志不足者，足少

阴。故仲景八味丸用之。牡丹乃天地之精，群花之首。叶为阳，发
生；花为阴，成实；丹为赤，即火。故能泻阴中之火。牡丹皮，手
厥阴，足少阴，治无汗骨蒸；地骨皮，足少阴，手少阳，治有汗骨
蒸也。（《汤液本草·卷之五·木部》）

地骨皮

气寒，味苦，解骨蒸肌热，主消渴、风湿痹，坚筋骨。《主治
秘要》云：阴，凉血。去骨用皮，碎用。（《医学启源·卷之下·用
药备旨》）

苦，纯阴。凉骨热，酒浸，解骨蒸非此不能除。（《珍珠囊》）

手少阳、足少阴，治有汗骨蒸也。（《珍珠囊》）

气寒，味苦，阴也。大寒。无毒。足少阴经，手少阳经。

《象》云：解骨蒸、肌热，主风湿痹，消渴，坚筋骨。去骨，
用根皮。

《心》云：去肌热及骨中之热。

《珍》云：凉血，凉骨。

《本草》云：主五内邪气，热中消渴，周痹风湿，下胸胁气，
客热头痛。补内伤大劳嘘吸，坚筋骨，强阴，利大小肠。

《药性论》云：根皮细锉，面拌，熟煮吞之。主治肾家风，益
精气。

《衍义》云：枸杞当用梗皮，地骨当用根皮。枸杞子当用其红
实。实，微寒；皮，寒；根，大寒。（《汤液本草·卷之五·木部》）

枳壳

气寒，味苦，治胸中痞塞，泄肺气。《主治秘要》云：性寒味
苦，气厚味薄，浮而升，微降，阴中阳也。其用有四：破心下坚痞
一也；利胸中气二也；化痰三也；消食四也。然不可多用。又云：
苦酸，阴中微阳，破气。麸炒，去瓤用。（《医学启源·卷之下·用
药备旨》）

苦酸，阴中微阳。破气，泄肺中不利之气。(《珍珠囊》)

气寒，味苦。苦而酸，微寒，味薄气厚，阳也。阴中微阳。无毒。

《象》云：治脾胃痞塞，泄肺气。麸炒用。

《心》云：利胸中气，胜湿化痰。勿多用，损胸中至高之气。

《珍》云：破气。

《本草》云：主风痒麻痹，通利关节，劳气咳嗽，背膊闷倦。散留结，胸膈痰滞，逐水，消胀满，大肠风，安胃，止风痛。

《药性论》云：枳壳，使，味苦辛，治遍身风疹，肌中如麻豆，恶痒。壳，高，主皮毛、胸膈之病；实，低，主心胃之病。其主治大同小异。(《汤液本草·卷之五·木部》)

琥珀

气平，味甘，定五脏，定魂魄，消瘀血，通五淋。《主治秘要》云：甘，阳，利小便，清肺。(《医学启源·卷之下·用药备旨》)

甘，纯阳。利小便，清肺，又消瘀血，安魂魄。(《珍珠囊》)

气平，味甘，阳也。

《珍》云：利小便，清肺。

《本草》云：安五脏，定魂魄，消瘀血，通五淋。杵细用。

《药性论》云：君。治产后血疹痛。

《日华子》云：疗蛊毒，壮心，明目磨翳，止心痛，癫邪，破癥结。(《汤液本草·卷之五·木部》)

连翘

气平，味苦，主寒热瘰疬，诸恶疮肿，除心中客热，去胃虫，通五淋。《主治秘要》云：性凉味苦，气味俱薄，轻清而浮升，阳也。其用有三：泻心经客热一也；去上焦诸热二也；疮疡须用三也。手搓用之。(《医学启源·卷之下·用药备旨》)

苦平，阴中微阳。诸客热非此不能除。又治手足少阳疮瘘痈

肿。(《珍珠囊》)

气平，味苦。苦，微寒，气味俱轻，阴中阳也，无毒。手足少阳经、阳明经药。

《象》云：治寒热瘰疬，诸恶疮肿，除心中客热，去胃虫，通五淋。

《心》云：泻心经客热，诸家须用，疮家圣药也。

《珍》云：诸经客热，非此不能除。

《本草》云：主寒热鼠瘘，瘰疬，痈肿瘿瘤，结热蛊毒，去寸白虫。

《液》云：入手足少阳。治疮疡，瘤气瘿起，结核，有神。与柴胡同功，但分气血之异耳。与鼠黏子同用，治疮疡别有神功。(《汤液本草·卷之四·草部》)

枳实

气寒，味苦，除寒热，去结实，消痰癖，治心下痞，逆气，胁下痛。《主治秘要》云：气味升降，与枳壳同。其用有四：主心下痞一也；化心胸痰二也；消宿食，散败血三也；破坚积四也。又云：纯阳，去胃湿。去瓤，麸炒用。(《医学启源·卷之下·用药备旨》)

苦酸，纯阴。去胃中湿热，消心下疼痞。(《珍珠囊》)

气寒，味苦酸咸，纯阴。无毒。

《象》云：除寒热，破结实，消痰癖，治心下痞，逆气胁痛。麸炒用。

《心》云：洁古用去脾经积血，故能去心下痞，脾无积血，则心下不痞。治心下痞，散气，消宿食。苦寒，炙用，破水积，以泄里除气。

《珍》云：祛胃中湿。

《本草》云：主大风在皮肤中，如麻豆，苦痒。除寒热结，止痢，长肌肉，利五脏，益气轻身。除胸胁痰癖，逐停水，破结实，消胀满，心下急，痞痛，逆气，胁风痛。安胃气，止溏泄，明目。生河内川泽、商州者佳。益气则佐之以人参、干姜、白术。破气则佐之以大黄、牵牛、芒硝。此《本经》所以言益气，而复言消痞也。非白术不能祛湿，非枳实不能除痞。壳主高而实主下，高者主气，下者主血。主气者，在胸膈；主血者，在心腹。仲景治心下坚大如盘，水饮所作，枳实白术汤主之。枳实七枚，术三两，水一斗，煎取三升，分三服。腹中软即消。

《衍义》云：枳实、枳壳，一物也。小即性酷而速，大则性详而缓。故仲景治伤寒仓卒之病，承气汤中用枳实，此其意也。皆取其疏通决泄、破结实之意。他方但导败风壅之气，可常服者，故用枳壳。故胸中痞有桔梗枳壳汤，心下痞有枳实白术汤。高低之分，易老详定为的也。(《汤液本草·卷之五·木部》)

大黄

气寒，味苦。其性走而不守，泻诸实热不通，下大便，荡涤肠胃中热，专治不大便。《主治秘要》云：性寒味苦，气味俱厚，沉而降，阴也。其用有四：去实热一也；除下焦湿二也；推陈致新三也；消宿食四也。用之则须酒浸煨熟，寒因热用也。又云：苦，纯阴，热淫所胜，以苦泻之。酒浸入太阳，酒洗入阳明，余经不用。去皮锉用。(《医学启源·卷之下·用药备旨》)

苦，纯阴。热淫所盛，以苦泄之。酒浸入太阳经，酒洗入阳明经，其余经不用酒。其性走而不守。(《珍珠囊》)

气寒。味苦，大寒。味极厚，阴也，降也。无毒。入手足阳明经。酒浸入太阳经，酒洗入阳明经。

《象》云：性走而不守，泻诸实热不通，下大便，涤荡肠胃间热，专治不大便。

《心》云：涤荡实热。

《珍》云：热淫于内，以苦泄之。酒浸入太阳经，酒洗入阳明经，余经不用酒。

《本草》云：主下瘀血，血闭寒热，破癥瘕积聚，留饮宿食，荡涤肠胃，推陈致新，通利水谷，调中化食，安和五脏。平胃下气，除痰实、肠间结热，心腹胀满，女子寒血闭胀，小腹痛，诸老血留结。

《液》云：味苦寒，阴中之阴药。泄漏，推陈致新，去陈垢而安五脏，谓如戡定祸乱以致太平无异，所以有将军之名。入手足阳明，以酒引之，上至高颠；以舟楫载之，胸中可浮；以苦泄之，性峻至于下。以酒将之，可行至高之分，若物在颠，人迹不及，必射以取之也。故太阳阳明、正阳阳明承气汤中俱用酒浸，惟少阳阳明为下经，故小承气汤中不用酒浸也。杂方有生用者，有面裹蒸熟者，其制不等。

《衍义》云：损益前书已具。仲景治心气不足，吐血衄血，泻心汤用大黄、黄芩、黄连。或曰：心气既不足矣，而不用补心汤，更用泻心汤，何也？答曰：若心气独不足，则须当不吐衄也，此乃邪热因心气不足而客之，故令吐衄。以苦泄其热，就以苦补其心，盖一举而两得之。有是证者，用之无不效，惟在量其虚实而已。

《本草》又云：恶干漆。（《汤液本草·卷之四·草部》）

黄柏

气寒，味苦，治肾水膀胱不足，诸痿厥，腰脚无力，于黄芪汤中少加用之，使两足膝中气力涌出，痿软即时去矣。蜜炒此一味，为细末，治口疮如神，瘫痪必用之药也。《主治秘要》云：性寒味苦，气味俱厚，沉而降，阴也。其用有六：泻膀胱龙火一也；利小便热结二也；除下焦湿肿三也；治痢先见血四也；去脐下痛五也；补肾气不足，壮骨髓六也。二制则治上焦，单制则治中焦，不制则治下焦也。又云：苦厚微辛，阴中之阳，泻膀胱，利下窍。去皮用。（《医学启源·卷之下·用药备旨》）

苦辛，阴中之阳。治肾水膀胱不足，诸痿厥腰膝无力。（《珍珠囊》）

气寒，味苦。苦厚微辛，阴中之阳，降也。无毒。足太阳经引经药，足少阴经之剂。

《象》云：治肾水膀胱不足，诸痿厥，脚膝无力，于黄芪汤中少加用之，使两膝中气力涌出，痿即去矣。蜜炒此一味，为细末，治口疮如神。瘫痪必用之药。

《珍》云：泻膀胱之热，利下窍。

《心》云：太阳经引经药，泻膀胱经火，补本经及肾不足。苦寒安蛔，疗下焦虚，坚肾。经曰：苦以坚之。

《本草》云：主五脏，肠胃中结热，黄疸，肠痔，止泄痢，女子漏下赤白，阴伤蚀疮，疗惊气，在皮间肌肤热赤起，目热赤痛，口疮。久服通神。

《液》云：足少阴剂。肾苦燥，故肾停湿也，栀子、黄芩入肺，黄连入心，黄柏入肾，燥湿所归，各从其类也。《活人书》解毒汤，上下内外通治之。恶干漆。（《汤液本草·卷之五·木部》）

黄芩

气寒，味微苦，治肺中湿热，疗上热目中肿赤，瘀血壅盛，必用之药，泄肺中火邪，上逆于膈上，补膀胱之寒水不足，乃滋其化源也。《主治秘要》云：性凉，味苦甘，气厚味薄，浮而降，阳中阴也。其用有九：泻肺经热一也；夏月须用二也；去诸热三也；上焦及皮肤风热风湿四也；妇人产后，养阴退阳五也；利胸中气六也；消膈上痰七也；除上焦及脾诸湿八也；安胎九也。单制、二制、不制，分上中下也。又云：苦，阴中微阳，酒炒上行，主上部积血，非此不能除。肺苦气上逆，急食苦以泄之，正谓此也。去皮锉用。（《医学启源·卷之下·用药备旨》）

苦，阴中微阳。酒炒，上颈，主上部积血。东垣曰：泻肺火以解肌热，肺苦气，急食苦以泻之。（《珍珠囊》）

气寒，味微苦，苦而甘。微寒，味薄气厚，阳中阴也。阴中微阳，大寒，无毒。入手太阴经之剂。

《象》云：治肺中湿热，疗上热，目中赤肿，瘀肉壅盛，必用之药。泄肺受火邪上逆于膈上，补膀胱之寒不足，乃滋其化源也。

《心》云：泻肺中之火。

洁古云：利胸中气，消膈上痰。性苦寒，下痢脓血稠黏，腹疼后重，身热，久不可者。与芍药、甘草同用。

《珍》云：除阳有余，凉心去热，通寒格。阴中微阳，酒炒上行，主上部积血，非此不能除。肺苦气上逆，急食苦以泄之。

《本草》云：主诸热黄疸，肠澼泄痢，逐水，下血闭，恶疮疽蚀，火伤，疗痰热，胃中热，小腹绞痛。消谷，利小肠，女子血闭，淋露下血，小儿腹痛。

东垣云：味苦而薄，中枯而飘，故能泻肺火而解肌热，手太阴剂也。细实而中不空者，治下部妙。

陶隐居云：色深坚实者好。又治奔豚，脐下热痛。飘与实，高下之分，与枳实、枳壳同例。黄芩，其子主肠澼脓血。

《本草》又云：得厚朴、黄连，治腹痛；得五味子、牡蒙、牡蛎，令人有子；得黄芪、白蔹、赤小豆，疗鼠瘘。山茱萸、龙骨为之使。恶葱实。畏丹砂、牡丹、藜芦。

张仲景治伤寒心下痞满，泻心汤四方皆用黄芩，以其去诸热、利小肠故也。又太阳病下之，利不止，有葛根黄芩黄连汤。亦主妊娠，安胎散内多用黄芩，今医家常用有效者；因著之。《千金方》：巴郡太守奏加减三黄丸，疗男子五劳七伤，消渴，不生肌肉，妇人带下，手足寒热者，久服之，得行及奔马。甚验。

陶隐居云：黄芩，圆者名子芩，仲景治杂病方多用之。（《汤液本草·卷之四·草部》）

黄连

气寒，味苦，泻心火，除脾胃中湿热，治烦躁恶心，郁热在中焦，兀兀欲吐，心下痞满，必用药也，仲景治九种心下痞，五等泻心汤皆用之。《主治秘要》云：性寒味苦，气味俱厚，可升可降，阴中阳也。其用有五：泻心热一也；去上焦火二也；诸疮必用三也；祛风湿四也；赤眼暴发五也。去须用。(《医学启源·卷之下·用药备旨》)

苦，纯阴。泻心火，心下痞。酒炒、酒浸，上颈以上。与芫花、菊花、僵蚕、款花相反。(《珍珠囊》)

气寒，味苦。味厚气薄，阴中阳也，升也。无毒。入手少阴经。

《象》云：泻心火，除脾胃中湿热，治烦躁恶心，郁热在中焦，兀兀欲吐，心下痞满，必用药也。仲景治九种心下痞，五等泻心汤皆用之。

《心》云：泻心经之火，眼暴赤肿，及诸疮，须用之。苦寒者主阳有余，苦以除之。安蛔，通寒格，疗下焦虚，坚肾。

《珍》云：酒炒上行，酒浸行上头。

《本草》云：主热气，目痛，眦伤泣出，明目，肠澼，腹痛下痢，妇人阴中肿痛，五脏冷热，久下泄澼脓血，止消渴大惊，除水利骨，调胃厚肠，益胆，疗口疮。久服令人不忘。

《液》云：入手少阴，苦燥，故入心，火就燥也。然泻心其实泻脾也，为子能令母实，实则泻其子。治血，防风为上使，黄连为中使，地榆为下使。海藏祖方，令终身不发斑疮，煎黄连一口，儿生未出声时，灌之，大应。已出声灌之，斑虽发，亦轻。古方以黄连为治痢之最。

《衍义》云：治痢有微血，不可执以黄连。为苦燥剂，虚者多致危困，实者宜用之。

《本草》又云：龙骨、理石、黄芩为之使，恶菊花、芫花、玄参、白鲜皮。畏款冬花。胜乌头，解巴豆毒。(《汤液本草·卷之四·草部》)

石膏

气寒，味辛甘，治足阳明经中热，发热，恶热，躁热，日晡潮热，自汗，小便浊赤，大渴引饮，身体肌肉壮热，苦头痛之药，白虎汤是也。善治本经头痛，若无此有余之证，医者不识而误用之，则不可胜救也。《主治秘要》云：性寒味淡，气味俱薄，体重而沉降，阴也，乃阳明经大寒药，能伤胃气，令人不食，非腹有极热者，不宜轻用。又云：辛甘，阴中阳也，止阳明头痛，胃弱者不可服，治下牙痛，用香芷为引。捣细用。（《医学启源·卷之下·用药备旨》）

辛甘，阴中之阳。止阳明头痛，止消渴、中暑、潮热。（《珍珠囊》）

气寒，味甘辛，微寒。大寒。无毒。入手太阴经、少阳经，足阳明经。

《象》云：治足阳明经中热，发热，恶热，燥热，日晡潮热，自汗，小便浊赤，大渴引饮，肌肉壮热，苦头痛之药，白虎汤是也。善治本经头痛，若无此，有余证勿用。

《心》云：细理白泽者良，甘寒。胃经大寒药，润肺除热，发散阴邪，缓脾益气。

《珍》云：辛甘，阴中之阳。止阳明经头痛，胃弱不可服。下牙痛，须用香白芷为引。

《本草》云：主中风寒热，心下逆气，惊喘，口干舌焦，不能息，腹中坚痛，除邪鬼，产乳金疮。除时气头痛，身热，三焦大热，皮肤热，肠胃中膈气。解肌发汗，止消渴烦逆，腹胀，暴气喘息，咽热。亦可作浴汤。

太上云：石膏发汗。辛寒，入手太阴也。

东垣云：微寒，足阳明也。又治三焦皮肤大热，手少阳也。仲景治伤寒阳明证，身热，目痛鼻干，不得卧。身已前，胃之经也；胸，胃肺之室。邪在阳明，肺受火制，故用辛寒以清肺，所以号为白虎汤也。鸡子为之使。恶莽草、马目毒公。

《药性论》云：石膏使。恶巴豆。《唐本》注：疗风去热，解肌。（《汤液本草·卷之六·玉石部》）

草龙胆

气寒，味大苦，治两目赤肿睛胀，瘀肉高起，痛不可忍，以柴胡为主，龙胆为使，治眼中疾必用药也。《主治秘要》云：性寒，味苦辛，气味俱厚，沉而降，阴也。其用有四：除下部风湿一也；除湿热二也；脐下以至足肿痛三也；寒温脚气四也。其用与防己同。又云：苦，纯阳，酒浸上行。去芦用。（《医学启源·卷之下·用药备旨》）

苦，纯阴。泻肝热，止眼睛疼。酒浸上行。（《珍珠囊》）

气寒，味大苦，气味俱厚，阴也。无毒。

《珍》云：纯阴，酒浸上行。

《心》云：除下焦之湿，及翳膜之湿。

《象》云：治两目赤肿，睛胀，瘀肉高起，疼痛不可忍。以柴胡为主，治眼中疾必用之药也。去芦。（《汤液本草·卷之四·草部》）

生地黄

气寒，味苦，凉血补血，补肾水真阴不足，此药大寒，宜斟酌用之，恐损人胃气。《主治秘要》云：性寒味苦，气薄味厚，沉而降，阴也。其用有三：凉血一也；除肤燥二也；去诸湿热三也。又云：阴中微阳，酒浸上行。（《医学启源·卷之下·用药备旨》）

甘寒，阴中微阳。凉血，补不足血。治颈以上酒浸。恶贝母，芜荑相反。（《珍珠囊》）

气寒，味苦，阴中之阳。甘苦，大寒。无毒。入手太阳经、少阴经之剂。

《象》云：凉血补血，补肾水真阴不足。此药大寒，宜斟酌用之，恐损胃气。

《珍》云：生血凉血。

《本草》云：主妇人崩中血不止，及产后血上薄心闷绝，伤身胎动下血，胎不落，堕坠腕折，瘀血留血，衄鼻吐血，皆捣饮之。

《液》云：手少阴，又为手太阳之剂，故钱氏泻丙与木通同用，以导赤也。诸经之血热与他药相随，亦能治之，尿血、便血亦治之，入四散例。

《心》云：苦甘，阴中微阳，酒浸上行、外行。生血，凉血去热。恶贝母，畏芜荑。(《汤液本草·卷之三·草部》)

知母

气寒，味大辛，治足阳明火热，大补益肾水、膀胱之寒。《主治秘要》云：性寒味苦，气味俱厚，沉而降，阴也。其用有三：泻肾经火一也；作利小便之佐使二也；治痢疾脐下痛三也。又云：苦，阴中微阳，肾经本药，欲上头引经，皆酒炒。刮去毛，里白者佳。(《医学启源·卷之下·用药备旨》)

苦，阴中微阳。凉肾经本药，上颈行经皆酒炒。(《珍珠囊》)

气寒，味大辛。苦寒，味厚，阴也，降也。苦，阴中微阳。无毒。入足阳明经，手太阴、肾经本药。

《象》云：泻足阳明经火热，补益肾水膀胱之寒。去皮用。

《心》云：泻肾中火，苦寒，凉心去热。

《珍》云：凉肾，肾经本药，上颈行经，皆须用酒炒。

《本草》云：主消渴热中，除邪气，肢体浮肿，下水，补不足，益气，疗伤寒，久疟烦热，胁下邪气，膈中恶及风汗内疽。多服令人泄。

东垣云：入足阳明、手太阴，味苦，寒润。治有汗骨蒸，肾经气劳，泻心。仲景用此为白虎汤，治不得眠者，烦躁也。烦者，肺也；躁者，肾也。以石膏为君主，佐以知母之苦寒，以清肾之源。缓以甘草、粳米之甘，而使不速下也。经云：胸中有寒者，瓜蒂散吐之。又云：表热里寒者，白虎汤主之。瓜蒂、知母味皆苦寒，而治胸中寒及里寒，何也？答曰：成无己注云，即伤寒寒邪之毒为热病也。读者要逆识之。如《论语》言乱臣十人，书言唯以乱民，其能而乱四方。

乱，皆治也，乃治乱者也，故云乱民，乱四方也。仲景所言"寒"之一字，举其初而言之，热病在其中矣。若以"寒"为寒冷之寒，无复用苦寒之剂，兼言白虎证"脉尺寸俱长"，则热可知矣。(《汤液本草·卷之四·草部》)

汉防己

气寒，味大苦，疗胸中以下至足湿热肿盛，脚气，补膀胱，去留热，通行十二经。《主治秘要》云：辛苦，阴也，泄湿气。去皮净用。(《医学启源·卷之下·用药备旨》)

气寒，味大苦辛。苦，阴也，平。无毒。通行十二经。

《象》云：治腰以下至足湿热肿盛，脚气，补膀胱，去留热，通行十二经。去皮用。

《本草》云：主风寒温疟，热气诸痫。除邪，利大小便，疗水肿、风肿，去膀胱热，伤寒寒热邪气，中风手脚挛急，止泄，散痈肿恶结，诸蜗疥癣虫疮，通腠理，利九窍。

《药性论》云：汉防己，君。又云：木防己，使。畏女菀、卤咸。祛血中湿热。(《汤液本草·卷之四·草部》)

茵陈蒿

气寒，味苦平，治烦热，主风湿风热，邪气热结，黄疸，通身发黄，小便不利。《主治秘要》云：苦甘，阴中微阳，治伤寒发黄。去枝茎，用叶，手搓。(《医学启源·卷之下·用药备旨》)

苦甘，阴中微阳。治伤寒散黄。(《珍珠囊》)

气微寒，味苦平，阴中微阳。无毒。入足太阳经。

《象》云：除烦热，主风湿热邪结于内。去枝、梗，用叶。

《本草》云：主风湿寒热，邪气热结，黄疸，通身发黄，小便不利，除头热，去伏瘕。入足太阳。仲景茵陈栀子大黄汤，治湿热也，栀子柏皮汤，治燥热也。如苗涝则湿黄，苗旱则燥黄，湿则泻之，燥则润之可也。此二药治阳黄也。韩祇和、李思训治阴黄，茵陈附子汤，大抵以茵陈为君主，佐以大黄、附子，各随其寒热也。

《珍》云：治伤寒发黄。(《汤液本草·卷之四·草部》)

朴硝

气寒，味苦辛，除寒热邪气，六腑积聚，结固血癖，胃中饮食热结，去血闭，停痰痞满，消毒。《主治秘要》云：芒硝性寒味咸，气薄味厚，沉而降，阴也。其用有三：治热淫于内一也；去肠内宿垢二也；破坚积热块三也。妇人有孕忌之。又云：咸寒，纯阴，热淫于内，治以咸寒，正谓此也。(《医学启源·卷之下·用药备旨》)

气寒，味苦辛。

《象》云：除寒热邪气，逐六腑积聚，结痼留癖，胃中食饮热结。去血闭，停痰痞满，消毒。揉细，生用。(《汤液本草·卷之六·玉石部》)

盆硝：气寒，味咸。

《心》云：去实热。经云：热淫于内，治以咸寒，此之谓也。

《珍》云：纯阴，热淫于内，治以咸寒。

《本草》云：主五脏积聚，久热胃闭。除邪气，破留血，腹中痰实结搏。通经脉及月水，破五淋，消肿毒，疗天行热病。

《药性论》云：使，味咸，有小毒。通月闭癥瘕，下瘰疬，黄疸，主漆疮，散恶血。

《圣惠方》云：治代指用芒硝煎汤，淋渍之，愈。(《汤液本草·卷之六·玉石部》)

硝石：气寒，味甘辛。一作苦辛，大寒。无毒。又云：咸。又云：甜，甜微缓于咸。

《液》云：硝石者，硝之总名也。但不经火者谓之生硝、朴硝，经火者谓之盆硝、芒硝。古人用辛，今人用咸。辛能润燥，咸能软坚，其意皆是，老弱虚人可下者宜用。若用此者，以玄明粉代之尤佳。《本经》谓利小便而堕胎，伤寒妊娠可下者用此，兼以大黄引之，直入大肠，润燥软坚，泻热，子母俱安。《内经》云：有故无殒，亦无殒也。此之谓软。以在下言之，则便尿俱阴；以前后言之，则前气后血；以肾言之，总主大小便难。尿涩秘结，俱为水少。《经》云：热淫于内，治以咸寒，佐以苦。故以芒硝、大黄，相须为使也。（《汤液本草·卷之六·玉石部》）

栝楼根

气寒，味苦，主消渴，身热烦满大热，补虚安中，通月水，消肿毒、瘀血及热疖毒。《主治秘要》云：性寒味苦，阴也，能消烦渴。又云：苦，纯阴，心中枯渴，非此药不能除。（《医学启源·卷之下·用药备旨》）

苦，纯阴。心中枯渴非此不能除。与干姜、牛膝相反。（《珍珠囊》）

牡蛎

气寒，味咸平，主伤寒、寒热、温疟，女子赤白带，止汗，止心痛，气结大小肠，治心胁痞。《主治秘要》云：咸，软痞积。烧白，捣用。（《医学启源·卷之下·用药备旨》）

咸。软痞积。又治带下、温疟、疮肿。为软坚收涩之剂。（《珍珠囊》）

气微寒，味咸平。无毒。入足少阴经。

《象》云：治伤寒寒热温疟，女子带下赤白，止汗，止心痛气结。涩大小肠，治心胁痞。烧白，研细用。

《珍》云：能软积气之痞。经曰：咸能软坚。

《心》云：咸，平。熬，泄水气。

《本草》云：主伤寒寒热，温疟洒洒，惊恚怒气。除拘缓，鼠瘘，女子带下赤白。除留热在关节，荣卫虚热，往来不定，烦满。止汗，心痛气结。止渴，除老血。涩大小肠，止大小便。疗泄精，喉痹咳嗽，心胁下痞热。能去瘰疬，一切疮肿。入足少阴。咸为软坚之剂，以柴胡引之，故能去胁下之硬；以茶引之，能消结核；以大黄引之，能除股间肿。地黄为之使，能益精收涩，止小便，本肾经之药也。久服强骨节，杀邪鬼，延年。贝母为之使。得甘草、牛膝、远志、蛇床子良。恶麻黄、吴茱萸、辛夷。

《药性论》云：君主之剂。治女子崩中，止血及盗汗，除风热，定痛。治温疟。又和杜仲服，止盗汗。为末，蜜丸，服三十丸，令人面光白，永不值时气。又治鬼交精出，病患虚而多热，加用之，并地黄、小草。

陈士良云：牡蛎捣粉，粉身，治大人、小儿盗汗。和麻黄根、蛇床子、干姜为粉，粉身，去阴汗。《衍义》意同。（《汤液本草·卷之六·虫部》）

玄参

气寒味苦，治心中懊憹，烦而不能眠，心神颠倒欲绝，血滞，小便不利。（《医学启源·卷之下·用药备旨》）

气微寒，味苦咸。无毒。

《象》云：足少阴肾经之君药也，治本经须用。

《本草》云：主腹中寒热积聚，女子产乳余疾，补肾气，令人目明。主暴中风伤寒，身热肢满，狂邪，忽忽不知人，温疟洒洒，血瘕，下寒血，除胸中气，下水，止烦渴。

易老云：玄参乃枢机之剂，管领诸气上下，整肃而不浊，风药中多用之。故《活人书》治伤寒阳毒，玄参升麻汤治汗下吐后毒不散，则知为肃清枢机之剂。以此论之，治空中氤氲之气，无根之火，以玄参为圣药。（《汤液本草·卷之四·草部》）

苦参

气寒，味苦，足少阴肾经之君药也，治本经须用。《主治秘要》云：苦，阴，气沉逐湿。（《医学启源·卷之下·用药备旨》）

苦，纯阴。气沉祛湿。与菟丝子相反。（《珍珠囊》）

气寒，味苦，气沉，纯阴。

《心》云：除湿。

《本草》云：主心腹结气，癥瘕积聚，黄疸，尿有余沥，逐水，除痈肿，补中，明目止泪。养肝胆气，安五脏，定志益精，利九窍，除伏热肠澼，止渴醒酒，小便黄赤，疗恶疮，下部䘌，平胃气，令人嗜食轻身。

《衍义》云：有人病遍身风热细疹，痒痛不可任，连胸颈脐腹近阴处皆然，涎痰亦多，夜不得睡。以苦参末一两，皂角二两，水一升，揉滤取汁，银、石器熬成膏，和苦参末为丸，如梧桐子大，食后温水下二十丸至三十丸。次日便愈。

《时习》云：苦参揩齿，久能病腰。（《汤液本草·卷之四·草部》）

川楝子

气寒，味苦平，主伤寒大热烦躁，杀三虫疗疡，通利大小便之疾。《主治秘要》云：入心，止下部腹痛。（《医学启源·卷之下·用药备旨》）

甘，纯阳。入心，主上下部腹痛。（《珍珠囊》）

气寒，味苦平。有小毒。

《本草》云：治伤寒大热烦躁，杀三虫疗疡，利小便。杵细用。

《珍》云：入心，主上下部腹痛。（《汤液本草·卷之五·木部》）

香豉

气寒，味苦，主伤寒头痛，烦躁，满闷，生用之。《主治秘要》云：苦，阴，去心中懊侬。（《医学启源·卷之下·用药备旨》）

苦咸，纯阴。去心中懊侬，伤寒头痛，烦躁。（《珍珠囊》）

气寒，味苦，阴也。无毒。

《象》云：治伤寒头痛，烦躁满闷。生用。

《珍》云：去心中懊侬。

《本草》云：主伤寒头痛，寒热。伤寒初觉头痛，内热，脉洪，起一二日，便作此加减。葱豉汤：葱白一虎口，豉一升，绵裹。以水三升，煎取一升，顿服取汗。若不汗，加葛根三两，水五升，煮二升，分二服。又不汗，加麻黄三两，去节。(《汤液本草·卷之六·米谷部》)

地榆

气微寒，味甘酸，主妇人乳产，七伤带下，经血不止，血崩之病，除恶血，止疼痛，疗肠风泄血，小儿疳痢。性沉寒，入下焦，治热血痢。《主治秘要》云：性微寒，味微苦，气味俱薄，其体沉而降，阴中阳也，专治下焦血。又云：甘苦，阳中微阴，治下部血。去芦用。(《医学启源·卷之下·用药备旨》)

苦甘酸，阳中微阴。治下部有血。与麦门冬相反。(《珍珠囊》)

气微寒，味甘酸。苦而酸，气味俱厚，阴也。

《本草》云：主妇人乳产，七伤，带下，月水不止，血崩之疾。除恶血，止疼痛，肠风泄血。

《象》云：治小儿疳痢。性沉寒，入下焦，治热血痢。去芦。

《心》云：去下焦之血。肠风下血及泻痢下血，须用之。

《珍》云：阳中微阴，治下部血。(《汤液本草·卷之四·草部》)

栀子

性寒，味苦，气薄味厚，轻清上行，气浮而味降，阳中阴也。其用有四：去心经客热一也；除烦躁二也；去上焦虚热三也；治风热四也。又云：苦，纯阳，止渴。(《医学启源·卷之下·用药备旨》)

苦，纯阴。去心懊侬烦躁。(《珍珠囊》)

气寒，味微苦。味苦，性大寒，味薄，阴中阳也。无毒。入手太阴经。

《象》云：治心烦，懊恼而不得眠，心神颠倒欲绝，血滞，小便不利。杵细用。

《心》云：去心中客热，除烦躁，与豉同用。

《珍》云：止渴，去心懊恼烦躁。

《本草》云：主五内邪气，胃中热气，面赤，酒疱渣鼻，白癞，赤癞，疮疡。疗目热赤痛，胸心大小肠大热，心中烦闷，胃中热气。仲景用栀子治烦，胸为至高之分也，故易老云：轻浮而象肺也，色赤而象火，故能泻肺中之火。《本草》不言吐，仲景用此为吐药。栀子本非吐药，为邪气在上，拒而不下，故令上吐，邪因得以出。经曰：其高者因而越之，此之谓也。或用栀子利小便，实非利小便，清肺也。肺气清而化，膀胱为津液之府，小便得此气化而出也。《本经》谓治大小肠热，辛与庚合，又与丙合，又能泄戊，其先入中州故也。入手太阴，栀子豉汤治烦躁，烦者，气也，躁者，血也，气主肺，血主肾，故用栀子以治肺烦，用香豉以治肾躁。躁者，懊恼不得眠也。少气、虚满者，加甘草；若哕呕者，加生姜、橘皮。下后，腹满而烦，栀子厚朴枳实汤；下后，身热微烦，栀子甘草干姜汤。栀子大而长者，染色，不堪入药。皮薄而圆，七棱至九棱者，名山栀子，所谓越桃者是也。

《衍义》云：仲景治伤寒，发汗吐下后，虚烦不得眠。若剧者，必反复颠倒，心中懊恼，以栀子豉汤治虚烦。故不用大黄，以有寒毒故也。栀子虽寒无毒，治胃中热气。既亡血，亡津液，脏腑无润养，内生虚热，非此不可除。又治心经留热，小便赤涩，去皮山栀子（火煨），大黄、连翘、甘草（炙）等份，末之。水煎三钱匕，服之者无不效。仲景《伤寒论》及古今诸名医，治发黄皆用栀子、茵陈、香豉、甘草四物，等份，作汤饮之。又治大病起，劳复，皆用栀子、鼠矢等汤，并利小便而愈。其方极多，不可悉载。用仁，去心胸中热，用皮，去肌表热。（《汤液本草·卷之五·木部》）

巴豆

性热，味苦，气薄味厚，体重而沉降，阴也。其用有三：导气

消积一也；去脏腑停寒二也；消化寒凉及生冷硬物所伤三也。又云：辛，阳，去胃中寒积。(《医学启源·卷之下·用药备旨》)

辛，纯阳。祛胃中湿，破癥瘕结聚。斩关夺门之将，不可轻用。(《珍珠囊》)

气温，味辛，生温，熟寒。有大毒。

《本草》云：主伤寒，温疟寒热。破癥瘕结聚，坚积留饮，痰癖，大腹水胀。荡涤五脏六腑，开通闭塞，利水谷道，去恶肉，除鬼毒蛊疰邪物，杀虫鱼，疗女子月闭烂胎，金疮脓血不利，丈夫阴癫。杀斑蝥毒，健脾开胃。

易老云：斩关夺门之将，大宜详悉，不可轻用。

《雷公》云：得火则良，若急治为水谷道路之剂，去皮、心、膜、油，生用。若缓治，为消坚磨积之剂，炒烟去，令紫黑，研用。可以通肠，可以止泄，世所不知也。仲景治百病客忤，备急圆主之。巴豆、杏仁例，及加减寒热佐使，五色并余例，并见《元戎》。

《珍》云：祛胃中寒湿。(《汤液本草·卷之五·木部》)

白僵蚕

性微温，味微辛，气味俱薄，体轻而浮升，阳也，祛皮肤间诸风。(《医学启源·卷之下·用药备旨》)

味咸辛平。无毒。

《本草》云：主小儿惊痫夜啼，去三虫。灭黑䵟，令人面色好。男子阴疡病，女子崩中赤白，产后余痛。灭诸疮瘢痕。生颖川平泽，四月取自死者，勿令中湿。湿有毒，不可用。(《汤液本草·卷之六·虫部》)

生姜

性温，味辛甘，气味俱厚，清浮而生升，阳也。其用有四：制厚朴、半夏毒一也；发散风邪二也；温中祛湿三也；作益胃脾药之

佐四也。(《医学启源·卷之下·用药备旨》)

辛，纯阳。益脾胃，散风寒。(《珍珠囊》)

气温，味辛。辛而甘，微温，气味俱轻，阳也。无毒。

《象》云：伤寒头痛鼻塞，咳逆上气。止呕吐，治痰嗽。生与干同治。与半夏等份，治心下急痛，剪细用。

《心》云：能制半夏、厚朴之毒。发散风寒，益元气，大枣同用。辛温，与芍药同用，温经散寒，呕家之圣药也。辛以散之，呕为气不散也。此药能行阳而散气。

《珍》云：益脾胃，散风寒。久服去臭气，通神明。

孙真人云：为呕家之圣药。或问：东垣曰生姜辛温入肺，如何是入胃口？曰：俗皆以心下为胃口者，非也。咽门之下，受有形之物，系胃之系，便为胃口。与肺同处，故入肺而开胃口也。又问曰：人云夜间勿食生姜，食则令人闭气，何也？曰：生姜辛温，主开发，夜则气本收敛，反食之开发其气，则违天道，是以不宜食，此以平人论之可也。若有病则不然。姜屑比之干姜不热，比之生姜不润，以干生姜代干姜者，以其不僭故也。

《本草》云：秦椒为之使。杀半夏、莨菪毒。恶黄芩、黄连、天鼠粪。(《汤液本草·卷之六·菜部》)

杜仲

性温，味辛甘，气味俱薄，沉而降，阴也。其用壮筋骨，及足弱无力行。(《医学启源·卷之下·用药备旨》)

味辛甘平温，无毒。阳也，降也。

《本草》云：主腰脊痛。补中益精气，坚筋骨，强志，除阴下湿痒，小便余沥，脚中酸疼，不欲践地，久服轻身耐老。恶蛇蜕皮、玄参。

《日华子》云：暖，治肾劳，腰脊挛，入药炙用。(《汤液本草·卷之五·木部》)

蜀葵花

冷，阴中之阳，赤治赤带，白治白带。(《医学启源·卷之下·用药备旨》)

阴中微阳。治带下，赤治赤，白治白。(《珍珠囊》)

冷，阴中之阳。

《珍》云：赤者，治赤带；白者，治白带；赤治血燥，白治气燥。(《汤液本草·卷之六·菜部》)

梧桐泪

咸，瘰疬非此不能除。(《医学启源·卷之下·用药备旨》)

咸，治瘰疬非此不能除。(《珍珠囊》)

味咸。

《珍》云：瘰疬，非此不能除。

《本草》云：味咸苦，大寒。无毒。主大毒热，心腹烦满，水和服之，取吐。又主牛马急黄，黑汗，水研三二两，灌之，立瘥。

《日华子》云：治风蚛牙齿痛，杀火毒并面毒。

《海药》云：主风疳䘌，齿牙疼痛，骨槽风劳。能软一切物。多服令人吐也。又为金银焊药。(《汤液本草·卷之五·木部》)

郁金

辛苦，纯阳，凉心。(《医学启源·卷之下·用药备旨》)

辛苦，阴中微阳。凉心。(《珍珠囊》)

味辛苦，纯阴。

《珍》云：凉心。

《局方本草》：郁金，味辛苦，寒，无毒。主血积，下气，生肌止血，破恶血，血淋，尿血，金疮。

《药性论》云：单用亦可。治妇人宿血结聚，温醋磨服。

《经验方》云：尿血不定，葱白相和煎服，效。

《本草》云：生蜀者佳。胡人谓之马荜，亦唼马药用，治胀痛，破血而补。（《汤液本草·卷之四·草部》）

款冬花

辛苦，纯阳，温肺止嗽。（《医学启源·卷之下·用药备旨》）
辛甘，纯阳。温脾，止嗽。（《珍珠囊》）
气温，味甘辛，纯阳。无毒。
《珍》云：温肺止嗽。
《本草》云：主咳逆上气，善喘，喉痹，诸惊痫，寒热邪气，消渴，喘息呼吸。杏仁为之使，得紫菀良。恶皂荚、硝石、玄参。畏贝母、辛夷、麻黄、黄芪、黄芩、黄连、青葙。
《药性论》云：君。主疗肺气，心促急，热乏，劳咳，连连不绝，涕唾稠黏，肺痿，肺痈吐脓。
《日华子》云：润心肺，益五脏，除烦，补劳劣，消痰止嗽，肺痿吐血，心虚惊悸。
《衍义》云：有人病嗽多日，或教以燃款冬花三两枚于无风处，以笔管吸其烟，满口则咽之，数日效。
《时习》云：仲景射干汤用之。（《汤液本草·卷之四·草部》）

香附子

甘，阳中之阴，快气。（《医学启源·卷之下·用药备旨》）
甘苦，阳中之阴。快气。（《珍珠囊》）
气微寒，味甘，阳中之阴。无毒。
《本草》云：除胸中热，充皮毛，久服令人益气、长须眉。后世人用治崩漏，《本草》不言治崩漏。
《图经》云：膀胱、两胁气妨，常日忧愁不乐，饮食不多，皮肤瘙痒瘾疹，日渐瘦损，心忪少气，以是知益气，血中之气药也。方中用治崩漏，是益气而止血也。又能逐去凝血，是推陈也。与巴豆同治泄泻不止，又能治大便不通，同意。

《珍》云：快气。(《汤液本草·卷之三·草部》)

大戟

苦甘，阴中微阳，泻肺，损真气。(《医学启源·卷之下·用药备旨》)

气大寒，味苦甘，阴中微阳。有小毒。

《本草》云：治蛊毒十二水，腹满急痛，积聚，中风，皮肤疼痛，吐逆，颈腋痈肿，头疼，发汗，利大小肠。此泽漆根也。

《液》云：与甘遂同为泄水之药，湿胜者苦燥除之。反甘草。与芫花、黄药子等份，水糊为丸，桐子大，每服十丸，伤风、伤寒，葱白汤下；伤食，陈皮汤下。或十五丸，微加至止，亦可。芫花别有条，海藏，十枣汤同用。

《珍》云：泻肺，损真气。(《汤液本草·卷之四·草部》)

白及

苦甘，阳中之阴，止肺血，涩，白蔹同。(《医学启源·卷之下·用药备旨》)

苦甘，阳中之阴。止肺涩。白蔹同。(《珍珠囊》)

苦甘，阳中之阴。味辛苦平，微寒。无毒。

《珍》云：止肺涩。白蔹治证同。

《本草》云：主痈肿恶疮、败疽，伤阴死肌，胃中邪气，贼风鬼击，痱缓不收，白癣疥虫。

《药性论》云：使。治热结不消，主阴下痿，治面上皯疱。(《汤液本草·卷之四·草部》)

甘遂

苦，纯阳，水结胸中，非此不能除。(《医学启源·卷之下·用药备旨》)

甘，纯阳。水结胸中，非此不能除。与甘草相反。(《珍珠囊》)

气大寒，味苦甘。甘，纯阳。有毒。

《本草》云：主大腹疝瘕，腹满，面目浮肿，留饮宿食，破坚消积，利水谷道，下五水，散膀胱留热，皮中痞热，气肿满。瓜蒂为使。恶远志，反甘草。

《液》云：可以通水，而其气直透达所结处。

《衍义》云：此药专于行水，攻决为用，入药须斟酌用之。

《珍》云：若水结胸中，非此不能除。(《汤液本草·卷之四·草部》)

蜀漆

辛，纯阳，破血。(《医学启源·卷之下·用药备旨》)

辛，纯阳。破血。(《珍珠囊》)

射干

苦，阳中之阴，去胃中痈疮。(《医学启源·卷之下·用药备旨》)

苦甘，阳中之阴。去胃中痈疮。(《珍珠囊》)

气平，味苦，微温，有毒。

《本草》云：主咳逆上气，喉闭咽痛，不得消息，散结气，腹中邪逆，食饮大热。疗老血在心脾间，咳唾，言语气臭，散胸中热气。

《衍义》云：治肺气喉痹为佳。仲景治咽中动气或闭塞，乌扇汤中用。

《时习》云：仲景射干汤用之。

《心》云：去胃痈。(《汤液本草·卷之四·草部》)

天南星

苦辛，祛上焦痰及头眩运。(《医学启源·卷之下·用药备旨》)

苦，与半夏同。(《珍珠囊》)

味苦辛。有毒。

《珍》云：治同半夏。

陈藏器云：主金疮伤折瘀血。取根捣敷伤处。

《日华子》云：味辛烈。治扑损瘀血，主蛇虫咬，敷疥癣毒疮。(《汤液本草·卷之四·草部》)

御米壳

酸涩，固收正气。(《医学启源·卷之下·用药备旨》)

胡芦巴

阴，治元气虚寒，及肾经虚冷。(《医学启源·卷之下·用药备旨》)

苦，纯阴。治元气虚冷及肾虚冷。(《珍珠囊》)

苦，纯阴。

《珍》云：治元气虚冷，及肾虚冷。

《本草》云：得槐香子、桃仁，治膀胱甚效，腹胁胀满，面色青黑，此肾虚证也。(《汤液本草·卷之四·草部》)

马兜铃

苦，阴中之阳，主肺湿热，清肺气，补肺。(《医学启源·卷之下·用药备旨》)

苦，阴中微阳。利小便，主肺热，安肺气，补肺。(《珍珠囊》)

苦，阴中微阳，味苦寒。无毒。

《珍》云：去肺热，安肺气，补肺。

《本草》云：主咳嗽痰结。

《药性论》云：平。能主肺气上急，坐息不得，主咳逆连连不可。

《日华子》云：治痔瘘疮，以药于瓶中，烧，熏病处。入药炙用。是土青木香独行根子也。

《圣惠方》：治五种蛊毒。

《图经》云：亦名土青木香。实，主肺病；根，治气，下膈，止刺痛。(《汤液本草·卷之四·草部》)

白附子

阳，温，主血痹，行药势。(《医学启源·卷之下·用药备旨》)

辛苦，纯阳。温中，血痹，行药势。主中风失音，乃行而不止者也。(《珍珠囊》)

阳，微温。

《珍》云：主血痹，行药势。

《本草》云：主心痛血痹，面上百病。行药势。(《汤液本草·卷之四·草部》)

槐花

苦，阴，气薄，凉大肠热。(《医学启源·卷之下·用药备旨》)

苦，纯阳。凉大肠之热。(《珍珠囊》)

苦，薄阴也。《珍》云：凉大肠热。(《汤液本草·卷之五·木部》)

槐实

苦酸，同上。(《医学启源·卷之下·用药备旨》)

苦，同上。(《珍珠囊》)

味苦酸咸，寒。无毒。

《珍》云：与桃仁治证同。

《药性论》云：臣，治大热难产。皮煮汁，治淋，阴囊坠肿，气瘤。又，槐白皮治口齿风疳。

《日华子》云：槐子治丈夫、女人阴疮湿痒，催生，吞七粒。皮治中风皮肤不仁，喉痹，洗五痔，产门痒痛，及汤火疮。煎膏止痛，长肉，消痈肿。

《别录》云：八月断槐大枝，使生嫩蘖，煮汁酿酒，疗大风痿痹甚妙。槐耳主五痔心痛，女人阴中疮痛，景天为之使。槐花味苦，无毒，治五痔心痛眼赤，杀腹脏虫及热，治皮肤风，肠风泻血，赤白痢。槐胶主一切风，化痰，治肝脏风，筋脉抽掣，急风口噤，四肢不收，顽痹或毒风，周身如虫行，或破伤风，口眼偏斜，腰膝强硬。槐叶，平，无毒，煎汤洗小儿惊痫壮热，疥癣疔疮。皮茎同用良。（《汤液本草·卷之五·木部》）

茯神

阳，疗风眩、风虚。（《医学启源·卷之下·用药备旨》）

甘，纯阳。疗风眩。心虚非此不能除。（《珍珠囊》）

阳也，味甘。无毒。

《珍》云：治风眩心虚，非此不能安。

《药性论》云：君，主惊痫，安神定志，补虚乏。主心下急痛坚满，人虚而小便不利者。（《汤液本草·卷之五·木部》）

沉香

阳，补肾。（《医学启源·卷之下·用药备旨》）

甘，纯阳。补肾，又能去恶气调中。东垣曰：能养诸气，上而至天，下而及泉，与药为使。（《珍珠囊》）

气微温，阳也。

《本草》云：治风水毒肿，去恶气，能调中壮阳，暖腰膝，破癥癖，冷风麻痹，骨节不任湿风，皮肤痒，心腹痛，气痢，止转筋吐泻。

东垣云：能养诸气，上而至天，下而至泉。用为使，最相宜。

《珍》云：补右命门。（《汤液本草·卷之五·木部》）

檀香

阳，主心腹痛，霍乱，中恶，引胃气上升，进食。（《医学启

源·卷之下·用药备旨》)

甘苦，阳中微阴。主心腹霍乱中恶，引胃气上升进食。(《珍珠囊》)

气温，味辛热。无毒。入手太阴经，足少阴经，通行阳明经药。

《本草》云：主心腹痛，霍乱，中恶，鬼气，杀虫。又云：治肾气诸痛，腹痛，消热肿。

东垣云：能调气而清香，引芳香之物上行至极高之分，最宜橙橘之属，佐以姜、枣，将以葛根、豆蔻、缩砂、益智，通行阳明之经。在胸膈之上，处咽嗌之中，同为理气之药。

《珍》云：主心腹，霍乱中恶，引胃气上升，进食。(《汤液本草·卷之五·木部》)

乳香

阳，补肾。(《医学启源·卷之下·用药备旨》)

甘，纯阴。定经之痛。(《珍珠囊》)

苦，阳。

《珍》云：定诸经之痛。(《汤液本草·卷之五·木部》)

竹叶

苦，阴中微阳，凉心经。(《医学启源·卷之下·用药备旨》)

苦，阴中微阳。凉心经。(《珍珠囊》)

气平，味辛。又苦，大寒。辛平。无毒。

《本草》云：主咳逆上气，溢筋急，恶疡，杀小虫，除烦热，风痉，喉痹，呕吐。仲景竹叶汤用淡竹叶。

《心》云：除烦热，缓皮而益气。

《珍》云：阴中微阳，凉心经。(《汤液本草·卷之五·木部》)

山茱萸

酸，阳中之阴，温肝。(《医学启源·卷之下·用药备旨》)

酸，阴中之阳。温肝，又能强阴益精。经云：滑则气脱，涩则可以收之。山茱萸之涩以收其滑。(《珍珠囊》)

气平微温，味酸。无毒。

入足厥阴经、少阴经。

《本草》云：主温中，逐寒湿痹，强阴益精，通九窍，止小便。入足少阴、厥阴。

《圣济经》云：滑则气脱，涩剂所以收之，山茱萸之涩以收其滑。仲景八味丸用为君主，如何涩剂以通九窍。

雷公云：用之去核，一斤取肉四两，缓火熬用，能壮元气，秘精。核能滑精，故去之。

《珍》云：温肝。

《本经》云：止小便利，以其味酸也。观八味丸用为君主，其性味可知矣。

《药性论》亦云：补肾添精。

《日华子》亦云：暖腰膝，助水脏也。(《汤液本草·卷之五·木部》)

郁李仁

苦辛，阴中之阳，破血润燥。(《医学启源·卷之下·用药备旨》)

苦辛，阴中之阳。破血润燥。(《珍珠囊》)

味苦辛，阴中之阳。辛苦，阴也。

《珍》云：破血润燥。

《本草》云：郁李根主齿龈肿，龋齿，坚齿，去毒虫。

《药性论》云：根治齿痛，宣结气，破积聚。

《日华子》云：根凉，无毒，治小儿发热，作汤浴。风蚘牙，浓煎含之。(《汤液本草·卷之五·木部》)

金铃子

酸苦，阴中之阳，心暴痛，非此不能除。即川楝子。(《医学启

源·卷之下·用药备旨》)

酸苦，阴中之阳。心暴痛非此不能除。(《珍珠囊》)

酸苦，阴中之阳。

《珍》云：心暴痛，非此不能除。即川楝子也。(《汤液本草·卷之五·木部》)

没药

味苦平。无毒。

《本草》云：主破血止痛，疗金疮杖疮，诸恶疮，痔漏卒下血，目中翳，晕痛，肤赤。生波斯国，似安息香，其块大小不定，黑色。(《汤液本草·卷之五·木部》)

草豆蔻

辛，阳，益脾胃，祛寒。(《医学启源·卷之下·用药备旨》)

辛，纯阳。益脾胃，祛寒。又治客寒心胃痛。(《珍珠囊》)

气热，味大辛，阳也。辛温。无毒。入足太阴经、阳明经。

《象》云：治风寒客邪在胃口之上，善祛脾胃客寒，心与胃痛。面包煨熟，去面用。

《珍》云：益脾胃，祛寒。

《本草》云：主温中，心腹痛，呕吐，去口臭气，下气，胀满短气，消酒进食，止霍乱，治一切冷气，调中，补胃健脾，亦能消食。

《衍义》云：性温，而调散冷气力甚速。虚弱不能饮食，宜此与木瓜、乌梅、缩砂、益智、曲糵、盐、草姜也。(《汤液本草·卷之三·草部》)

红花

苦，阴中之阳，入心养血。(《医学启源·卷之下·用药备旨》)

朱砂

心热非此不能除。(《医学启源·卷之下·用药备旨》)

苦，纯阴。凉心热非此不能除。(《珍珠囊》)

味甘。

《珍》云：心热者，非此不能除。

《局方本草》云：丹朱味甘，微寒。无毒。养精神，安魂魄，益气明目，通血脉，止烦渴。

《药性论》云：君。有大毒。镇心，主抽风。

《日华子》云：凉，微毒。润心肺。恶磁石，畏咸水。(《汤液本草·卷之六·玉石部》)

赤石脂

甘酸，阴中之阳，固脱。(《医学启源·卷之下·用药备旨》)

甘酸，阳中之阴。固脱。白石脂同。(《珍珠囊》)

甘菊

苦，养目血。(《医学启源·卷之下·用药备旨》)

苦，纯阳。养目血。(《珍珠囊》)

苦而甘寒。无毒。

《心》云：去翳膜，明目。

《珍》云：养目血。

《药性论》云：使。治身上诸风。

《日华子》云：治四肢游风，利血脉，心烦，胸膈壅闷。(《汤液本草·卷之四·草部》)

茜根

阴中微阳，去诸死血。(《医学启源·卷之下·用药备旨》)

苦，阴中微阳。去诸死血。(《珍珠囊》)

味苦，阴中微阳。

《珍》云：去诸死血。

《药性论》云：主治六极伤心肺，吐血、泻血。

《日华子》云：止鼻洪，月经不止。(《汤液本草·卷之四·草部》)

王不留行

甘苦，阳中之阴，下乳引导用之。(《医学启源·卷之下·用药备旨》)

苦甘，阳中之阴。奶子导引，利疮疡，主治痢。(《珍珠囊》)

味苦，阳中之阴。甘平。无毒。

《珍》云：下乳，引导用之。

《药性论》云：治风毒，通血脉。

《日华子》云：治游风，风疹，妇人月经不匀。(《汤液本草·卷之四·草部》)

艾叶

苦，阴中之阳，温胃。(《医学启源·卷之下·用药备旨》)

苦，阴中之阳。温胃。(《珍珠囊》)

气温，味苦，阴中之阳。无毒。

《本草》云：止下痢吐血，下部䘌疮，辟风寒，令人有子。灸百病。重午日，日未出时，不语采。

《心》云：温胃。(《汤液本草·卷之四·草部》)

硇砂

咸，破坚癖，独不用。(《医学启源·卷之下·用药备旨》)

味咸。

《本草》云：破坚癖，独不用，入群队用之。味咸苦辛，温。

有毒，不宜多服。主积聚，破结血，烂胎，止痛，下气，疗咳嗽宿冷。去恶肉，生好肌。柔金银，可为焊药。

《药性论》云：有大毒。畏浆水，忌羊血。味酸咸。能腐坏人肠胃，生食之化人心为血。能除冷病，大益阳事。

《日华子》云：北庭砂，味辛酸，暖。无毒。畏一切酸。补水脏，暖子宫，消冷癖瘀血，宿食，气块痃癖，及妇人血气心痛，血崩带下。凡修制，用黄丹、锻石作匮，煅赤使用。无毒。柔金银，驴马药亦用。（《汤液本草·卷之六·玉石部》）

防尾

辛苦，阳中之阴。泄湿气。与细辛相反。（《珍珠囊》）

姜黄

辛。（《珍珠囊》）

大枣

甘，纯阳。温胃。（《珍珠囊》）

气温，味甘，气厚，阳也。无毒。

《珍》云：味甘，补经不足，以缓阴血。

《液》云：主养脾气，补津液，强志。三年陈者，核中仁，主腹痛，恶气，卒疰忤，治心悬。经云：助十二经脉，治心腹邪气，和百药，通九窍，补不足气。生者多食，令人腹胀，注泄。蒸熟食，补肠胃，肥中益气。中满者勿食甘，甘者令人中满，故大建中汤心下痞者，减饧、枣，与甘草同例。（《汤液本草·卷之五·果部》）

味甘辛。

多食令人多寒热，羸瘦者不可食。叶覆麻黄能令出汗。生河东平泽，杀乌头毒。（《汤液本草·卷之五·果部》）

龙骨

甘，纯阳。固大肠脱。(《珍珠囊》)

气平，微寒，味甘。阳也。无毒。

《本草》云：主心腹鬼疰，精物老魅，咳逆，泄利脓血，女子漏下，癥瘕坚结，小儿热气惊痫。疗心腹烦满，四肢痿枯，汗出，夜卧自惊。恚怒伏气在心下，不得喘息。肠痈内疽，阴蚀。止汗，缩小便，尿血。养精神，定魂魄，安五脏。

《本经》云：涩可去脱而固气。

成无己云：龙骨、牡蛎、铅丹，皆收敛神气以镇惊。凡用，烧通赤为粉。畏石膏。

《珍》云：固大肠脱。(《汤液本草·卷之六·兽部》)

荜澄茄

气温，味辛。无毒。

《本草》云：主下气消食，皮肤风，心腹间气胀，令人能食。(《汤液本草·卷之三·草部》)

荜茇

气温，味辛。无毒。

《本草》云：主温中下气，补腰脚，杀腥气，消食，除胃冷、阴疝、疼癖。

《衍义》云：走肠胃中冷气，呕吐，心腹满痛，多服走泄真气，令人肠虚下重。(《汤液本草·卷之三·草部》)

山药

气温，味甘平。无毒。手太阴经药。

《本草》云：主补中益气，除热强阴。主头面游风，风头眼眩。

下气，充五脏，长肌肉，久服耳目聪明，轻身耐老，延年不饥。手太阴药，润皮毛燥，凉而能补，与二门冬、紫芝为之使，恶甘遂。

东垣云：仲景八味丸用干山药，以其凉而能补也。亦治皮肤干燥，以此物润之。（《汤液本草·卷之三·草部》）

麻仁

味甘平。无毒。入足太阴经、手阳明经。

《本草》云：主补中益气，中风汗出，逐水，利小便，破积血，复血脉，乳妇产后余疾。长发，可为沐药。久服肥健不老。

《液》云：入足太阴、手阳明。汗多、冒热、便难，三者皆燥湿而亡津液，故曰脾约。约者，约束之义，《内经》谓：燥者润之，故仲景以麻仁润足太阴之燥及通肠也。（《汤液本草·卷之三·草部》）

薏苡仁

气微寒，味甘。无毒。

《本草》云：主筋急拘挛，不可屈伸，风湿痹，下气。除筋骨邪气不仁，利肠胃，消水肿，令人能食，久服，轻身益气。其根能下三虫。仲景治风湿燥痛，日晡所剧者，与麻黄杏子薏苡仁汤。（《汤液本草·卷之三·草部》）

白前

气微温，味甘，微寒。无毒。

《本草》云：主胸胁逆气，咳嗽上气。状似白薇、牛膝辈。

《衍义》云：白前保定肺气，治嗽多用，白而长于细辛，但粗而脆，不似细辛之柔。若以温药相佐使则尤佳。仲景用。（《汤液本草·卷之三·草部》）

白薇

气大寒，味苦咸平。无毒。

《本草》云：主暴中风，身热肢满，忽忽不知人，狂惑邪气，寒热酸疼，温疟洗洗，发作有时。疗伤中淋露，下水气，利阴气，益精。近道处处有之，状似牛膝、白前而短小。疗惊邪、风狂、痓病。

《液》云：《局方》中多有用之治妇人，以《本经》疗伤中、下淋露故也。

《本草》又云：恶黄芪、大黄、大戟、干姜、干漆、山茱萸、大枣。（《汤液本草·卷之三·草部》）

贝母

气平，微寒，味辛苦。无毒。

《本草》云：主伤寒烦热，淋沥，邪气，疝瘕，喉痹，乳难，金疮，风痉。疗腹中结实，心下满，洗洗恶风寒，目眩项直，咳嗽上气。止烦渴，出汗，安五脏，利骨髓。

仲景：寒实结胸，外无热证者，三物小陷胸汤主之，白散亦可。以其内有贝母也。《别说》：贝母能散胸中郁结之气，殊有功。

《本草》又云：厚朴、白薇为之使，恶桃花，畏秦艽、矾石、莽草，反乌头。海藏祖方，下乳三母散：牡蛎、知母、贝母三物为细末，猪蹄汤调下。（《汤液本草·卷之四·草部》）

连轺

气寒，味苦。

《本经》不见所注，但仲景古方所注云，即连翘之根也。方言熬者，即今之炒也。（《汤液本草·卷之四·草部》）

沙参

味苦、甘，微寒。无毒。(《汤液本草·卷之四·草部》)

莞花

气微寒，味苦辛。有毒。

《本草》云：主伤寒温疟，下十二水，破积聚大坚癥瘕，荡涤肠胃中留癖，饮食寒热邪气，利水道，疗痰饮咳嗽。

《衍义》云：仲景以莞花治利者，以其行水也，水去则利止，其意如此。用时斟酌，不可太过与不及也。仍察其须有是证，方可用之。仲景小青龙汤，若微利，去麻黄，加莞花，如鸡子，熬令赤色用之，盖利水也。(《汤液本草·卷之四·草部》)

海藻

气寒，味咸。

《本草》云：主瘿瘤气，颈下核，破散结气，痈肿癥瘕坚气，腹中上下鸣，下十二水肿。疗皮间积聚，暴癀，留气热结，利小便。

《珍》云：洗，去咸。泄水气。(《汤液本草·卷之四·草部》)

商陆根

气平，味辛酸。有毒。

《本草》云：主水胀，疝、瘕、痹，熨除痈肿，杀鬼精物。治胸中邪气、水肿、痿痹、腹满洪，直疏五脏，散水气。如人形者有神。

《珍》云：辛酸同用，导肿气。(《汤液本草·卷之四·草部》)

旋覆花

气温，味咸甘。冷利，有小毒。

《本草》云：主补中下气，消坚软痞，消胸中痰结，唾如胶漆。脐下膀胱留饮。利大肠，通血脉。发汗吐下后，心下痞，噫气不除者，宜此。仲景治伤寒汗下后，心下痞坚，噫气不除，旋覆代赭汤。胡洽治痰饮，两胁胀满，旋覆花丸，用之尤佳。（《汤液本草·卷之四·草部》）

肉豆蔻

气温，味辛。无毒。

入手阳明经。

《本草》云：主鬼气，温中，治积冷，心腹胀痛，霍乱中恶，冷痃，呕沫，冷气，消食止泄，小儿伤乳霍乱。（《汤液本草·卷之四·草部》）

红豆蔻

气温，味辛。无毒。

《本草》云：主肠虚水泻，心腹绞痛，霍乱，呕吐酸水，解酒毒。不宜多服，令人舌粗不能饮食。

《液》云：是高良姜子，用红豆蔻复用良姜，如用官桂复用桂花同意。（《汤液本草·卷之四·草部》）

甘松

气平，味甘温。无毒。

《本草》云：主恶气，卒心腹痛满。治黑皮黚黵，风疳齿蜃。（《汤液本草·卷之四·草部》）

蜀漆

气微温，味辛，纯阳。辛平，有毒。

《珍》云：破血。

《心》云：洗去腥，与苦酸同用，导胆。

《本草》云：主疟及咳逆寒热，腹中癥坚痞结，积聚，邪气，蛊毒，鬼疰，疗胸中邪结气，能吐出之。

成无己注云：火邪错逆，加蜀漆之辛以散之。（《汤液本草·卷之四·草部》）

蒲黄

气平，味甘。无毒。

《本草》云：主心腹膀胱寒热，利小便，止血，消瘀血。又云：治一切吐、衄、唾、尿、崩、泻、扑、癥、带下等血，并皆治之。并疮疖，通月候，堕胎，儿枕急痛，风肿鼻洪，下乳，止泄精血利。如破血消肿则生用，补血止血则炒用。（《汤液本草·卷之四·草部》）

葳蕤

气平，味甘。无毒。

《本草》云：主中风暴热，不能动摇，跌筋结肉，诸不足，心腹结气，虚热湿毒，腰痛，茎中寒，及目痛、眦烂、泪出。久服去面黑䵟。

《心》云：润肺除热。（《汤液本草·卷之四·草部》）

白头翁

气寒，味辛苦，无毒。有毒。

《本草》云：主温疟狂易（音羊）、寒热，癥瘕，积聚，瘿气，逐血止痛，疗金疮鼻衄。

《心》云：下焦肾虚，纯苦以坚之。一名野丈人，一名胡王使者。（《汤液本草·卷之四·草部》）

百合

气平，味甘。无毒。

《本草》云：主邪气腹胀心痛，利大小便，补中益气，除浮肿胪胀，痞满寒热，遍身疼痛，及乳难喉痹，止涕泪。仲景治百合病，百合知母汤、百合滑石代赭石汤，有百合鸡子汤、百合地黄汤。或百合病已经汗者，或未经汗下吐者，或病形如初，或病变寒热，并见《活人书》。治伤寒腹中疼，百合一两，炒黄为末，米饮调服。

孙真人云：治百合阴毒，煮百合浓汁，服一升。（《汤液本草·卷之四·草部》）

苁蓉

气温，味甘咸酸。无毒。

《本草》云：主五劳七伤，补中，除茎中寒热痛，养五脏，强阴，益精气，多子，妇人癥瘕，除膀胱邪气，腰痛，止痢。久服轻身。

《液》云：命门相火不足，以此补之。（《汤液本草·卷之四·草部》）

紫参

气微寒，味苦辛。无毒。

《本草》云：主心腹积聚，寒热邪气，通九窍，利大小便。疗肠胃大热，唾血衄血，肠中聚血，痈肿诸疮，止渴益精。仲景治痢，紫参汤主之。紫参半斤，甘草三两，水五升，煎紫参，取二升，却纳甘草，煎取半升，分温三服。（《汤液本草·卷之四·草部》）

芦根

气寒，味甘。

《本草》云：主消渴客热，止小便。《金匮玉函》治五噎膈气烦闷，吐逆不下食，芦根五两，锉，水三盏，煮二盏，去渣服，无时。（《汤液本草·卷之四·草部》）

败酱

气微寒平，味苦咸。无毒。

入足少阴经、手厥阴经。

《本草》云：主暴热火疮，赤气，疥瘙疽痔，马鞍热气，除痈肿，浮肿，结热，风痹不足，产后疾痛。仲景治肠痈有脓者，薏苡仁附子败酱汤。薏苡仁十分，附子二分，败酱五分。三物为末。取方寸匕，以水二升，煎取一升，顿服之，小便当下，愈。（《汤液本草·卷之四·草部》）

败蒲

气平。

《本草》云：主筋溢恶疮。

《药性论》云：亦可单用，主破血。取蒲黄、赤芍药、当归、大黄、朴硝同服，治跌扑瘀血。（《汤液本草·卷之四·草部》）

陈藏器云：《圣惠方》治霍乱。

苇叶

《液》云：同芦，差大耳。（《汤液本草·卷之四·草部》）

牵牛

气寒，味苦。有小毒。黑白二种。

《本草》云：主下气，疗脚满水肿，除风毒，利小便。

海藏云：以气药引之则入气；以大黄引之则入血。

张文懿云：不可耽嗜，脱人元气。余初亦疑此药不可耽嗜，后见人有酒食、病痞，多服食药，以导其气，及服藏用神芎丸，及犯牵牛等丸。如初服，即快，药过再食，其病痞依然。依前又服，其痞随药而效，药过后病复至。以至久服，则脱人元气而犹不知悔，戒之！惟当益脾健胃，使元气生，而自能消腐水谷，其法无以加矣。

《心》云：泻元气，祛气中湿热。凡饮食劳倦，皆血受病。若以此药泻之，是血病泻气，使气血俱虚损。所伤虽去，泻元气损人不知也。经所谓毋盛盛，毋虚虚，毋绝人长命，此之谓也。用者戒之！白者亦同。

罗谦甫云：牵牛乃泻气之药，试取尝之，便得辛辣之味，久而嚼之，猛烈雄壮，渐渐不绝，非辛而何！续注：味苦寒，果安在哉？又曰：牵牛感南方热火之化所生者也，血热泻气，差误已甚。若病湿盛，湿气不得施化，致大小便不通，则宜用之耳。湿去，其气周流，所谓五脏有邪，更相平也。经所谓一脏未平，以所胜平之。火能平金，而泻肺气者即此也。然仲景治七种湿证，小便不利，无一药犯牵牛者，仲景岂不知牵牛能泻湿利小便？为湿病之根在下焦，是血分中气病，不可用辛辣气药，泻上焦太阴之气故也。仲景尚不轻用如此，世医一概而用之可乎？又曰：牵牛辛烈，泻人元气，比诸辛药尤甚，以辛之雄烈故也。（《汤液本草·卷之四·草部》）

蓬莪术

气温，味苦辛。无毒。

《象》云：治心膈痛，饮食不消，破痃癖气最良。炮用。

《本草》云：治妇人血气，丈夫贲豚，治心腹痛，中恶，疰忤，鬼气，霍乱冷气，吐酸水，解毒，饮食不消。酒研服。

《液》云：色黑，破气中之血，入气药发诸香。虽为泄剂，亦

能益气，故孙用和治气短不能接续，所以大小七香丸、集香丸散及汤内，多用此也。（《汤液本草·卷之四·草部》）

栝楼根

气寒，味苦。味厚，阴也，无毒。

《本草》云：主消渴，身热烦满，大热，补虚安中，通月水，消肿毒瘀血及热狂。

《心》云：止渴，行津液。苦寒，与辛酸同用，导肿气。

《珍》云：苦，纯阴。若心中枯渴者，非此不能除。（《汤液本草·卷之四·草部》）

葶苈

气大寒，味苦辛。无毒。

《本草》云：主癥瘕积聚结气，饮食寒热，破坚逐邪，通利水道，下膀胱水，伏留热气，及皮间邪水上出，面目浮肿，身暴中风，热痱痒，利小便。久服令人虚。又云：疗肺壅上气咳嗽，定喘促，除胸中痰饮。

《液》云：苦、甜二味，主治同。仲景用苦，余方或有用甜者，或有不言甜、苦者，大抵苦则下泄，甜则少缓。量病虚实用之，不可不审。《本草》虽云治同，甜、苦之味安得不异？榆白皮为之使。恶僵蚕、石龙芮。仲景葶苈大枣泻肺汤用之。（《汤液本草·卷之四·草部》）

石韦

《时习》云：今一种作青苔帛，名蚁子槐，作血见愁。又隰州鼓角楼上一种，名血见愁，俱能破瘀血。《时习》补：或人言紫花如旋风草，但花不白。又有一种花黄，叶似槐，结角如绿豆，俗呼夹竹梅。

《局方本草》：石韦味苦甘平，无毒。主劳热邪气，五癃闭不通，利小便水道，止烦下气，通膀胱满，补五劳，安五脏，去恶风，益精气。

《药性论》云：使。治劳及五淋，胞囊结热不通，膀胱热满。

《日华子》云：治淋遗尿。杏仁为之使，得菖蒲，良。生华阴，又有生古瓦屋上者，名瓦韦，用治淋亦佳。(《汤液本草·卷之四·草部》)

佛耳草

气热，味酸。

《象》云：治寒嗽及痰，除肺中寒，大升肺气，少用。款冬花为使。过食损目。(《汤液本草·卷之四·草部》)

蛇床

味苦辛甘，平。无毒。

《本草》云：主妇人阴中肿痛，男子阴痿湿痒，除痹气，利关节，癫痫恶疮，温中下气，令妇人子脏热，男子阴强，久服轻身好颜色，令人有子。一名蛇粟、蛇米。五月采，阴干。恶牡丹、巴豆、贝母。(《汤液本草·卷之四·草部》)

柏子仁

气平，味甘辛。无毒。

《本草》云：主安五脏，除风湿痹，益气血。能长生，令人润泽，美颜色，耳目聪明。用之则润，肾之药也。

《药性论》云：柏子仁，君，恶菊花，畏羊蹄草。能治腰肾中冷，膀胱冷脓宿水，兴阳道，益寿，祛头风，治百邪鬼魅，主小儿惊痫。柏子仁，古方十精丸用之。(《汤液本草·卷之五·木部》)

侧柏叶

气微温，味苦。无毒。

《本草》云：主吐血、衄血及痢血，崩中赤白，轻身益气，令人耐寒暑。

《药性论》云：侧柏叶苦辛，性涩，治冷风历节疼痛，止尿血，与酒相宜。（《汤液本草·卷之五·木部》）

柏皮

《本草》黑字，柏白皮，主火灼烂疮，长毛发。（《汤液本草·卷之五·木部》）

大腹子

气微温，味辛。无毒。

《本草》云：主冷热气攻心腹，大肠壅毒，痰膈醋心，并以姜、盐同煎。《时习》谓：是气药也。

孙真人云：先酒洗，后大豆汁洗。仲景用。

《日华子》云：下一切气，止霍乱，通大小肠，健脾开胃，调中。（《汤液本草·卷之五·木部》）

酸枣

气平，味酸。无毒。

《本草》云：主心腹寒热，邪结气聚，四肢酸疼，湿痹，烦心不得眠，脐上下痛，血转久泄，虚汗烦渴，补中，益肝气，坚筋骨，助阴气，令人肥健。久服安五脏，轻身延年。胡洽治振悸不得眠，人参、白术、白茯苓、甘草、生姜、酸枣仁六物煮服。

《圣惠方》：胆虚不眠，寒也。酸枣仁炒香，竹叶汤调服。

《济众方》：胆实多睡，热也。酸枣仁生用，末，茶、姜汁调

服。(《汤液本草·卷之五·木部》)

胡椒

气温，味辛。无毒。

《本草》云：主下气，温中，祛痰，除脏腑中风冷。向阳者为胡椒，向阴者为荜澄茄。胡椒多服损肺。味辛辣，力大于汉椒。

《衍义》云：去胃中寒痰，吐水，食已即吐，甚验。过剂则走气。大肠寒滑亦用，须各以他药佐之。(《汤液本草·卷之五·木部》)

厚朴

气温，味辛，阳中之阴。苦而辛，无毒。

《象》云：能治腹胀，若虚弱，虽腹胀宜斟酌用之。寒胀，是大热药中兼用。结者散之，神药。误用脱人元气，切禁之。紫色者佳。去皮，姜汁制，微炒。

《珍》云：去腹胀，厚肠胃。

《心》云：味厚，阴也。专去腹胀满，去邪气。

《本草》云：主中风，伤寒头痛，寒热，惊悸，气血痹，死肌。去三虫，温中益气，消痰下气，疗霍乱及腹痛胀满，胃中冷逆，胸中呕不止，泄痢，淋露，除惊，去留热，心烦满，厚肠胃。

《本经》云：治中风伤寒头痛，温中益气，消痰下气，厚肠胃，去腹胀满。果泄气乎？果益气乎？若与枳实、大黄同用则能泄实满，《本经》谓消痰下气者是也；若与橘皮、苍术同用，则能除湿满，《本经》谓温中益气者是也；与解利药同用，则治伤寒头痛；与痢药同用，则厚肠胃。大抵苦温，用苦则泄，用温则补。

《衍义》云：平胃散中用之，最调中，至今盛行。既能温脾胃，又能走冷气。

海藏云：加减随证，如五积散治疗同。

《本草》又云：干姜为使。恶泽泻、寒水石、硝石。(《汤液本

草·卷之五·木部》)

苏合香

味甘，温。无毒。

《本草》云：主辟恶，杀鬼精物，温疟，蛊毒，痫痓，去三虫，除邪，令人无梦魇。久服通神明，轻身长年。生中台川谷。

《禹锡》云：按《梁书》云，中天竺国出苏合香，是诸香汁煎之，非自然一物也。（《汤液本草·卷之五·木部》）

乌药

气温，味辛。无毒。入足阳明经、少阴经。

《本草》云：主中恶心腹痛，蛊毒，疰忤鬼气，宿食不消，天行疫瘴，膀胱、肾间冷气，攻冲背膂。妇人血气，小儿腹中诸虫。又云：去猫涎极妙。乌药叶及根，嫩时采，作茶片炙碾煎服，能补中益气，偏止小便滑数。（《汤液本草·卷之五·木部》）

干漆

气温平，味辛。无毒。有毒。

《本草》云：主绝伤，补中，续筋骨，填髓脑，安五脏。治五缓六急，风寒湿痹。疗咳嗽，消瘀血痞结，腰痛，女子疝瘕，利小肠，去蛔虫。生漆，去长虫，半夏为之使。畏鸡子。忌油脂。（《汤液本草·卷之五·木部》）

皂荚

气温，味辛咸。有小毒。引入厥阴经药。

《本草》云：主风痹死肌邪气，风头泪出，利九窍，疗腹胀满，消谷，除咳嗽。治囊缩，妇人胞不落，明目，益精，可为沐药，不入汤。

《日华子》云：通关节，除头风，消痰，杀劳虫，治骨蒸，开胃，破坚癥，腹中痛，能堕胎。柏实为之使。恶麦门冬。畏空青、人参、苦参。仲景治咳逆上气，唾浊，但坐不得卧，皂荚丸主之。杵末，一物蜜丸桐子大，用枣汤服一丸，日三夜一。

《活人书》云：治阴毒，正阳散内用皂荚，引入厥阴也。用之有蜜炙、酥炙、烧灰之异，等份依方。（《汤液本草·卷之五·木部》）

竹茹

气微寒，味苦。

《本草》云：主呕哕，温气，寒热，吐血，崩中，溢筋。（《汤液本草·卷之五·木部》）

淡竹叶

气寒，味辛平。

《本草》云：主胸中痰热，咳逆上气。

《药性论》云：淡竹叶主吐血，热毒风，压丹石药毒，止渴。

《日华子》云：淡竹及根，消痰，治热狂烦闷，中风失音不语，壮热头痛，头风，并怀孕妇人头旋倒地，止惊悸，温疫迷闷，小儿惊痫天吊。茎叶同用。见《局方本草》。今录附于此。（《汤液本草·卷之五·木部》）

茗苦茶

气微寒，味苦甘。无毒。入手足厥阴经。

《液》云：腊茶是也。清头目，利小便，消热渴，下气消食，令人少睡。中风昏愦，多睡不醒宜用此。入手足厥阴。茗苦茶，苦甘微寒，无毒，主瘘疮，利小便，去痰热渴，治阴证，汤药内用此，去格拒之寒。及治伏阳，大意相似。茶苦，经云：苦以泄之，

其体下行，如何是清头目？（《汤液本草·卷之五·木部》）

秦皮

气寒，味苦。无毒。

《液》云：主热利下重，下焦虚。经云：以苦坚之。故用白头翁、黄柏、秦皮，苦之剂也，治风寒湿痹，目中青翳白膜，男子少精，妇人带下，小儿惊痫，宜作汤洗目，俗呼为白木。取皮渍水，浸出青蓝色，与紫草同用，以增光晕尤佳。大戟为之使。恶吴茱萸。（《汤液本草·卷之五·木部》）

梓白皮

气寒，味苦。无毒。

《本草》云：主热，去三虫，治目中疾。生河内山谷，今近道皆有之。木似梧桐。（《汤液本草·卷之五·木部》）

紫葳（即凌霄花）

气微寒，味酸。无毒。

《本草》云：主妇人产乳余疾，崩中，癥瘕血闭，寒热赢瘦，养胎。茎、叶味苦，无毒，主痿蹶，益气。

《日华子》云：根治热风身痒，游风风疹，治瘀血带下，花、叶功用同。又云：凌霄花，治酒渣，热毒风刺，妇人血膈游风，崩中带下。

《衍义》云：木也，紫葳花是也。畏卤咸。（《汤液本草·卷之五·木部》）

诃黎勒

气温，味苦。苦而酸，性平，味厚，阴也，降也。苦重酸轻。

无毒。

《象》云：主腹胀满，不下饮食，消痰下气，通利津液，破胸膈结气，治久痢赤白，肠风。去核，捣细用。

《心》云：经曰肺苦气上逆，急食苦以泄之，以酸补之。苦重泻气，酸轻不能补肺，故嗽药中不用。俗名诃子、随风子。

《本草》云：主冷气，心腹满，下食。仲景治气痢，以诃黎勒十枚，面裹，灰火中煨之。令面黄熟，去核，细研为末，和粥饮顿服。

《衍义》云：气虚人亦宜缓缓煨熟，少服。此物能涩肠而又泄气，盖其味苦涩故尔。其子未熟时，风飘堕者，谓之随风子。（《汤液本草·卷之五·木部》）

芫花

气温，味辛苦。有小毒。

《本草》云：主咳逆上气，喉鸣喘急，咽肿短气，蛊毒鬼疟，痈肿疝瘕。杀虫鱼，消胸中痰水，喜（声去）唾，水肿，五水在五脏、皮肤及腰痛，下寒毒、肉毒。久服令人虚。仲景治太阳中风，胁下痛，呕逆者，可攻，十枣汤主之。

《液》云：胡洽治痰癖、饮癖，加以大黄、甘草，五物同煎。以相反主之，欲其大吐也。治之大略，水者，肺、肾、胃三经所主，有五脏、六腑、十二经之部分，上而头，中而四肢，下而腰脐，外而皮毛，中而肌肉，内而筋骨。脉有尺寸之殊，浮沉之异，不可轻泻，当知病在何经何脏，误用则害深。然大意泄湿，内云五物者，即甘遂、大戟、芫花、大黄、甘草也。（《汤液本草·卷之五·木部》）

桑东南根

《时习》云：根暖，无毒。研汁，治小儿天吊，惊痫客忤，及敷鹅口疮，大效。（《汤液本草·卷之五·木部》）

陈皮

气温，味微苦。辛而苦，味厚，阴也。无毒。

《象》云：能益气，加青皮，减半，去滞气，推陈致新。若补脾胃，不去白；若调理胸中肺气，须去白。

《心》云：导胸中滞气，除客气。有白术则补脾胃，无白术则泻脾胃。然勿多用也。

《珍》云：益气利肺。有甘草则补肺，无甘草则泻肺。

《本草》云：主胸中痰热、逆气，利水谷，下气，止呕咳，除膀胱留热、停水，五淋，利小便。主脾不能消谷，气冲胸中，吐逆霍乱。止泻，去寸白虫。能除痰，解酒毒。海藏治酒毒，葛根陈皮茯苓甘草生姜汤。手太阴气逆，上而不下，宜以此顺之。陈皮、白檀为之使。其芳香之气，清奇之味，可以夺橙也。（《汤液本草·卷之五·果部》）

木瓜

气温，味酸。入手足太阴经。

《本草》云：治脚气湿痹，邪气霍乱，大吐下，转筋不止。益肺而祛湿，和胃而滋脾。

《衍义》云：木瓜得木之正，故入筋。以铅白霜涂之，则失酸味，受金制也。此物入肝，故益筋与血。病腰肾脚膝无力，此物不可缺也。

东垣云：气脱则能收，气滞则能和。

《雷公》云：调荣卫，助谷气是也。（《汤液本草·卷之五·果部》）

甘李根白皮

《时习》云：根皮大寒，主消渴，止心烦，气逆奔豚。仲景奔豚汤中用之。（《汤液本草·卷之五·果部》）

葱白

气温，味辛。无毒。入手太阴经、足阳明经。

《液》云：以通上下之阳也。《活人书》：伤寒头痛如破，连须葱白汤主之。

《心》云：通阳气，辛而甘，气厚味薄，阳也。发散风邪。

《本草》云：葱实，主明目，补中不足。其茎白平，可作汤，主伤寒寒热，出汗，中风，面目肿，伤寒骨肉痛，喉痹不通，安胎，归目，除肝邪气，安中，利五脏，益目精，杀百药毒。葱根主伤寒头痛。葱汁平温，主尿血，解藜芦毒。（《汤液本草·卷之六·菜部》）

韭白

气温，味辛，微酸。无毒。

《本草》云：归心，安五脏，除胃中热，利病患，可久食。子，主梦泄精，溺白。根，养发。阴物变为阳。（《汤液本草·卷之六·菜部》）

薤白

气温，味苦辛。无毒。入手阳明经。

《本草》云：主金疮疮败。轻身不饥，耐老。除寒热，去水气，温中散结，利病患。诸疮中风寒水肿，以此涂之。下重者，气滞也。四逆散加此，以泄气滞。

《心》云：治泄痢下重，下焦气滞，泄滞气。（《汤液本草·卷之六·菜部》）

瓜蒂

气寒，味苦。有毒。

《本草》云：治大水，身面四肢浮肿，下水，杀蛊毒。咳逆上气，及食诸果，病在胸腹中者，皆吐下之。去鼻中息肉，疗黄疸，鼻中出黄水。除偏头疼，有神，头目有湿，宜此。瓜蒂苦以治胸中寒，与白虎同例，俱见知母条下。与麝香、细辛为使。治久不闻香臭。仲景钤方：瓜蒂一十四个，丁香一个，黍米四十九粒，为末，含水嗜一字，取下。（《汤液本草·卷之六·菜部》）

冬葵子

气寒，味甘。无毒。

《本草》云：主五脏六腑寒热羸瘦，五癃，利小便。疗妇人乳难内闭。久服坚筋骨，长肌肉，轻身。

《衍义》云：性滑利，不益人。患痈疖，毒热内攻，未出脓者，水吞三五粒，遂作窍，脓出。（《汤液本草·卷之六·菜部》）

香薷

味辛，微温。

《本草》云：主霍乱腹痛吐下，散水肿。（《汤液本草·卷之六·菜部》）

炊单布

《液》云：仲景治坠马，及一切筋骨损方中用。《时习》补入。（《汤液本草·卷之六·菜部》）

粳米

气微寒，味甘苦。甘平。无毒。入手太阴经、少阴经。

《液》云：主益气，止烦，止渴，止泄。与熟鸡头相合作粥食之，可以益精强志，耳目聪明。本草诸家共言益脾胃，如何白虎汤用之入肺？以其阳明为胃之经，色为西方之白，故入肺也。然治阳明之经，即在胃也。色白，味甘寒，入手太阴。又少阴证桃花汤用此，甘以补正气；竹叶石膏汤用此，甘以益不足。

《衍义》云：平和五脏，补益胃气，其功莫逮。然稍生则复不益脾，过熟则佳。（《汤液本草·卷之六·米谷部》）

赤小豆

气温，味辛甘酸，阴中之阳。无毒。

《本草》云：主下水，排脓，寒热，热中消渴。止泄，利小便，吐逆，卒澼下胀满。又治水肿，通健脾胃。赤小豆，食之行小便，久食则虚人，令人黑瘦枯燥。赤小豆花治宿酒渴病，即腐婢也，花有腐气，故以名之。与葛花末服方寸匕，饮酒不知醉。气味平辛。大豆黄卷是以生豆为蘗，待其芽出，便曝干用。方书名黄卷皮，产妇药中用之。性平。（《汤液本草·卷之六·米谷部》）

黑大豆

气平，味甘。

《本草》云：涂痈肿。煮汁饮，杀鬼毒，止痛。解乌头毒，除胃中热痹。伤中淋露，逐水胀，下瘀血。久服令人身重。炒令黑，烟未断，热投酒中，治风痹瘫痪，口噤，产后诸风。食罢，生服半掬，去心胸烦热，明目镇心，不忘。恶五参、龙胆。得前胡、乌喙、杏仁、牡蛎良。（《汤液本草·卷之六·米谷部》）

小麦

气微寒，味甘。无毒。

《本草》云：除热，止燥渴、咽干，利小便，养肝气，止漏血、唾血。青蒿散有小麦百粒，治大人、小儿骨蒸肌热，妇人劳热。（《汤液本草·卷之六·米谷部》）

酒

气大热，味苦甘辛。有毒。

《本草》云：主行药势，杀百邪恶毒气。能行诸经不止，与附子相同。味辛者能散，味苦者能下，味甘者居中而缓也。为导引，可以通行一身之表，至极高之分。若味淡者，则利小便而速下。大海或凝，惟酒不冰。三人晨行，遇大寒，一人食粥者病，一人腹空者死，一人饮酒者安。则知其大热也。(《汤液本草·卷之六·米谷部》)

苦酒

气温，味酸。无毒。

《液》云：敛咽疮，主消痈肿，散水气，杀邪毒。余初录《本草》苦酒条。《本经》一名醯，又一名苦酒，如为一物也。及读《金匮》，治黄疸，有麻黄醇酒汤，右以美清酒五升，煮二升，苦酒也。前治黄汗，有黄芪芍药桂枝苦酒汤。(《汤液本草·卷之六·米谷部》)

饴

气温，味甘。无毒。足太阴经药。

《液》云：补虚乏，止渴，去血。以其色紫凝如深琥珀色，谓之胶饴。色白而枯者，非胶饴，即饧糖也，不入药用。中满不宜用，呕家切忌。为足太阴经药。仲景谓呕家不可用建中汤，以甘故也。(《汤液本草·卷之六·米谷部》)

玄明粉

气冷，味辛甘。无毒。

《液》云：治心热烦躁，五脏宿滞，癥瘕，明目，逐膈上虚热，消肿毒。注中有治阴毒一句，非伏阳不可用。若只用此除阴毒，杀人甚速。牙硝条下，太清炼灵砂补注，谓阴极之精，能化火石之毒。

《仙经》云：阴中有阳之物。(《汤液本草·卷之六·玉石部》)

硫 黄

气温，大热，味酸，有毒。

《本草》云：主妇人阴蚀，疽痔，恶血。坚筋骨，除头秃。疗心腹积聚邪气，冷癖在胁，咳逆上气，脚冷疼弱无力，及鼻衄，恶疮，下部蟨疮。止血，杀疥虫。

《液》云：如太白丹佐以硝石，来复丹用硝石之类，至阳佐以至阴，与仲景白通汤佐以人尿、猪胆汁，大意相同，所以去格拒之寒。兼有伏阳，不得不尔。如无伏阳，只是阴证，更不必以阴药佐之也。硫黄亦号将军，功能破邪归正，返滞还清，挺出阳精消阴，化魄生魂。(《汤液本草·卷之六·玉石部》)

雄黄

气温，寒，味苦甘。有毒。

《本草》云：主寒热鼠瘘恶疮，疽痔死肌。疗疥虫蟨疮，目痛，鼻中息肉，及绝筋破骨，百节中大风，积聚癖气，中恶，腹痛，鬼疰。(《汤液本草·卷之六·玉石部》)

赤石脂气大温，味甘酸辛。无毒。

《本草》云：主养心气，明目益精。疗腹痛泄澼，下利赤白，小便利，及痈疽疮痔，女子崩中漏下，产难，胞衣不出。久服补髓，好颜色，益老不饥，轻身延年。五色石脂，各入五脏补益。

东垣云：赤石脂、白石脂并温无毒。畏黄芩、芫花，恶大黄。

《本经》云：涩可去脱，石脂为收敛之剂。胞衣不出，涩剂可以下之。赤入丙，白入庚。

《珍》云：赤、白石脂俱甘酸，阳中之阴，固脱。

《心》云：甘温，筛末用。去脱，涩以固肠胃。

《局方本草》云：青石脂，养肝胆气，明目；黑石脂，养肾气，强阴，主阴蚀疮；黄石脂，养脾气，除黄疸，余与赤、白同功。（《汤液本草·卷之六·玉石部》）

禹余粮

气寒，味甘。无毒。

《本草》云：主咳逆寒热，烦满，下痢赤白，血闭，癥瘕大热。

《本经》云：重可去怯。禹余粮之重，为镇固之剂。

《本草》注云：仲景治伤寒下痢不止，心下痞硬，利在下焦者，赤石脂禹余粮汤主之。赤石脂、禹余粮各一斤，并碎之，以水六升，煎取二升，去渣，分二服。

雷公云：看如石，轻敲便碎，可如粉也。兼重重如叶子雌黄，此能益脾，安五脏。（《汤液本草·卷之六·玉石部》）

代赭石

气寒，味甘苦。无毒。一名须丸。出姑幕者，为须丸；出代郡者，名代赭。入手少阴经、足厥阴经。

《本草》云：主鬼疰，贼风蛊毒。杀精物恶鬼，腹中毒邪气，女子赤沃漏下，带下百病，产难，胞衣不出，堕胎。养血，除五脏血脉中热，血痹，血瘀，大人、小儿惊气入腹，及阴痿不起。

《圣济经》云：怯则气浮，重则所以镇之。怯者，亦惊也。（《汤液本草·卷之六·玉石部》）

铅丹

气微寒，味辛。黄丹也。

《本草》云：主吐逆反胃，惊痫癫疾，除热下气。止小便利，除毒热筋挛，金疮溢血。又云：镇心安神，止吐血。

《本经》云：涩可去脱而固气。

成无己云：铅丹收敛神气，以镇惊也。

《药性论》云：君。治消渴，煎膏，止痛生肌。（《汤液本草·卷之六·玉石部》）

白粉

《本草》云：一名胡粉，一名定粉，一名瓦粉。仲景猪肤汤用白粉，非此白粉，即白米粉也。黄延非治胸中寒，是治胸中塞，误写作寒字。

《药性论》云：胡粉，使。又名定粉，味甘辛。无毒。能治积聚不消，焦炒，止小儿疳痢。

陈藏器云：主久痢成疳，粉和水及鸡子白服，服以粪黑为度。为其杀虫而止痢也。（《汤液本草·卷之六·玉石部》）

紫石英

气温，味甘辛，无毒。入手少阴经、足厥阴经。

《本草》云：主心腹咳逆邪气，补不足，女子风寒在子宫，绝孕十年无子。疗上气，心腹痛，寒热邪气，结气。补心气不足，定惊悸，安魂魄，填下焦，止消渴。除胃中久寒，散痈肿，令人悦泽。久服温中，轻身延年。得茯苓、人参、芍药，共疗心中结气；得天雄、菖蒲，共疗霍乱。长石为之使。畏扁青、附子，不欲鲩甲、黄连、麦句姜。

《衍义》云：仲景治风热瘛疭，风引汤。紫石英、白石英、寒水石、石膏、干姜、大黄、龙齿、牡蛎、甘草、滑石等份，上咬咀，以水一升，煎去三分。食后量多少温呷之。不用渣，立效。（《汤液本草·卷之六·玉石部》）

伏龙肝

气温，味辛。

《时习》云：主妇人崩中吐血。止咳逆，止血，消痈肿。

《衍义》云：妇人恶露不止，蚕沙一两（炒），伏龙肝半两，阿胶一两。同为末，温酒调，空心服三二钱。以止为度。

《药性论》云：单用亦可。咸。无毒。

《日华子》云：热，微毒。治鼻洪，肠风，带下，血崩，泄精尿血，催生下胞，及小儿夜啼。一云：治心痛及中风心烦。陶隐居云：此灶中对釜月下黄土也。（《汤液本草·卷之六·玉石部》）

白矾

气寒，味酸。无毒。

《本草》云：主寒热泄泻下痢，白沃，阴蚀恶疮。消痰止渴，除痼热。治咽喉闭，目痛。坚骨齿。

《药性论》云：使，有小毒，生含咽津，治急喉痹。（《汤液本草·卷之六·玉石部》）

东流水

味平。无毒。

《时习》云：千里水及东流水主病后虚弱。扬之万过，煮药，收禁神效。二者皆堪荡涤邪秽。此水洁净，诚与诸水不同。为云母所畏，炼云母粉用之。（《汤液本草·卷之六·玉石部》）

甘澜水

《时习》云：扬之水上成珠者是也。治霍乱及入膀胱。治奔豚药用之，殊胜。（《汤液本草·卷之六·玉石部》）

鸡子黄

气温，味甘。

《本草》云：阴不足，补之以血。若咽有疮，鸡子一枚，去黄，苦酒倾壳中，以半夏入苦酒中，取壳，置刀环上，熬微沸，去渣，旋旋呷之。又主除热，火疮痫痉。可作琥珀神物。黄和常山末，为丸，竹叶汤服，治久疟不瘥；黄合须鬓发煎，消为水，疗小儿惊热、下痢。（《汤液本草·卷之六·禽部》）

麝香

气温，味辛。无毒。

《本草》云：主辟恶气。杀鬼精物，疗温疟，蛊毒痫痉，去三尸虫。疗诸凶邪鬼气，中恶心腹暴痛，胀急痞满，风毒。妇人产难，堕胎。（《汤液本草·卷之六·兽部》）

牛黄

气平，味苦。有小毒。

《本草》云：主惊痫寒热，热盛狂痉。逐鬼除邪。疗小儿百病，诸痫热，口噤不开，大人癫狂，又堕胎，久服令人不忘。又云：磨指甲上黄者为真。又云：定魂魄。人参为使。得牡丹、菖蒲，利耳目。恶龙骨、龙胆、地黄，畏牛膝。（《汤液本草·卷之六·兽部》）

猪肤

气寒，味甘。入足少阴经。

《液》云：猪皮，味甘寒。猪，水畜也，其气先入肾，解少阴客热，是以猪肤解之，加白蜜以润燥除烦，白粉以益气断痢。（《汤液本草·卷之六·兽部》）

猪胆汁

气寒，味苦咸。苦寒。

《液》云：仲景白通汤加此汁，与人尿咸寒，同与热剂合，去格拒之寒。又与醋相合，内谷道中，酸苦益阴，以润燥泻便。

《本经》云：治伤寒热渴。又：白猪蹄，可用，杂青色者不可食，疗疾亦不可。

《心》云：与人尿同体，补肝而和阴引置阳，不被格拒，能入心而通脉。(《汤液本草·卷之六·兽部》)

獭肝

味甘。有毒。

《本草》云：主鬼疰、蛊毒，却鱼鲠，止久嗽。烧灰服之。(《汤液本草·卷之六·兽部》)

猦鼠粪

治伤寒劳复。经言：牡鼠粪，两头尖者是，或在人家诸物中遗者。(《汤液本草·卷之六·兽部》)

人尿

《时习》云：疗寒热头疼，温气。童男子者尤良。

《衍义》云：人尿，须用童男者，产后温一杯，压下败血恶物。久服令人反虚。气血无热，尤不可多服。此亦性寒，故治热劳方中亦用也。

《日华子》云：小便凉，止劳渴嗽，润心肺，疗血闷热狂，扑损瘀血，晕绝，及蛇犬等咬，以热尿淋患处。难产胞衣不下，即取一升，用姜、葱煎，乘热饮，即下。(《汤液本草·卷之六·兽部》)

文蛤

气平，味咸。无毒。

《本草》云：主恶疮，蚀五痔，咳逆胸痹，腰痛胁急，鼠瘘，大孔出血，崩中漏下。能利水。治急疳蚀口鼻，数日尽，欲死，烧灰，腊猪脂和涂之。坠痰软坚，止渴，收涩固济，蛤粉也。咸能走肾，可以胜水。文蛤尖而有紫斑。(《汤液本草·卷之六·虫部》)

虻虫

气微寒，味苦，平。有毒。

《本草》云：主目中赤痛，眦伤泪出，瘀血血闭，寒热酸懒，无子。炒，去翅、足。(《汤液本草·卷之六·虫部》)

水蛭

气微寒，味咸苦，平。有毒。

《本草》云：主逐恶血，瘀血月闭，破血瘕积聚，无子，利水道，堕胎。炒用。畏盐。苦走血，咸胜血，仲景抵当汤用虻虫、水蛭，咸苦以泄蓄血。故经云：有故无殒也。虽可用之，亦不甚安。莫若四物汤加酒浸大黄各半，下之极妙。(《汤液本草·卷之六·虫部》)

䗪虫

味咸，寒。有毒。

《本草》云：主心腹寒热洒洒，血积癥瘕，破坚，下血闭，生子大良。仲景主治久瘕积结，有大黄䗪虫丸。

《衍义》云：乳汁不行，研一枚，水半合，滤清汁服。勿令服药人知之。(《汤液本草·卷之六·虫部》)

鼠妇

气温，微寒，味酸。无毒。

《本草》云：主气癃不得小便，妇人月水闭，血瘕，痫痉，寒热，利水道。仲景治久疟，大鳖甲丸中使之。以其主寒热也。

《衍义》云：鼠妇，湿生虫也。（《汤液本草·卷之六·虫部》）

蜘蛛

微寒。

《本草》云：主大人小儿癫疝。七月七日取其网，疗喜忘。仲景治杂病。狐疝，偏有大小，时时上下者，蜘蛛一十四个，熬焦，桂半两。研细为散。八分匕，酒调服，日再。蜜丸亦通。（《汤液本草·卷之六·虫部》）

蛴螬

微寒，微温，味咸。有毒。

《本草》云：主恶血血瘀，痹气破折，血在胁下，坚满痛，月闭，目中淫肤，青翳白膜。吐血，在胸中不去，及破骨踒折血结。金疮血塞。产后中寒，下乳汁。仲景治杂病方，大黄䗪虫丸中用之，以其主胁下坚满也。《续传信方》治喉痹，取虫汁点在喉中，下即喉开也。《时习》补入。（《汤液本草·卷之六·虫部》）

蜜

气平，微温，味甘。无毒。

《本草》云：主心腹邪气，诸惊痫痓。安五脏诸不足，益气补中，止痛解毒，除众病，和百药。养脾气，除心烦，饮食不下，止肠澼，肌中疼痛，口疮，明耳目。

《液》云：凡炼蜜，必须用火熬开，以纸覆，经宿，纸上去蜡尽，再熬色变，不可过度，令熟入药。（《汤液本草·卷之六·虫部》）

蜚蠊

气寒，味酸。有毒。

《本草》云：治小儿惊风瘛疭，腹胀寒热，大人癫疾狂易。手足端寒，支满奔豚。

《日华子》云：堕胎，治疰忤。和干姜，敷恶疮，出箭头。

《图经》云：心，主疔疮。

《衍义》云：大小二种。一种大者，为胡蜚蠊，身黑光，腹翼下有小黄子，附母飞行，昼不出，夜方飞至人家户庭中，见灯光则来；一种小者，身黑暗，昼方飞出，夜不出。今当用胡蜚蠊，以其小者研三十枚，以水灌牛、马肠结，佳。(《汤液本草·卷之六·虫部》)

鳖甲

气平，味咸。无毒。

《本草》云：主心腹癥瘕坚积，寒热。去鼻中息肉，阴蚀，痔，恶肉。疗温疟，血瘕，腰痛，小儿胁下坚。

《衍义》云：治劳瘦，除骨中热，极佳。(《汤液本草·卷之六·虫部》)

蛇蜕

《心》云：去翳膜用之，取其意也。

《日华子》云：止呕逆，小儿惊悸客忤，催生。疬疡、白癜风，煎汁敷。入药炙用。(《汤液本草·卷之六·虫部》)

蝉蜕

《心》云：治同蛇蜕。

《药性论》云：使。治小儿浑身壮热惊痫，兼能止渴。又云：

其蜕壳，头上有一角，如冠状，谓之蝉花，最佳。味甘寒，无毒，主小儿天吊，惊痫瘈疭，夜啼，心悸。（《汤液本草·卷之六·虫部》）

斑蝥

味辛，寒。有毒。

《本草》云：主寒热，鬼疰蛊毒，鼠瘘，疥癣，恶疮疽蚀，死肌。破石癃血积，伤人肌，堕胎。畏巴豆。（《汤液本草·卷之六·虫部》）

乌蛇

《本草》云：主诸风瘙瘾疹，疥癣，皮肤不仁，顽痹诸风。用之炙，入丸散，浸酒，合膏。背有三棱，色黑如漆，性善，不噬物。江东有黑梢蛇，能缠物至死，亦是其类。生商洛山。（《汤液本草·卷之六·虫部》）

五灵脂

味甘，温。无毒。

《本草》云：主疗心腹冷气，小儿五疳，辟疫，治肠风，通利气脉，女子月闭。出北地，此是寒号虫粪也。（《汤液本草·卷之六·虫部》）

绯帛

《液》云：主恶疮疔肿，毒肿，诸疮有根者。作膏用帛如手大，取露蜂房、弯头棘刺、烂草节二寸许、乱发，烧末，主疔疮肿。又主小儿初生脐未落时，肿痛，水出，烧为末，细研敷之。又，五色帛主盗汗，拭干讫，弃五道头。仲景治坠马，及一切筋骨损方中

用。(《汤液本草·卷之六·虫部》

四、 药物归经和引经报使

1. 各经引用

太阳经，羌活；在下者黄柏，小肠、膀胱也。少阳经，柴胡；在下者青皮，胆、三焦也。阳明经，升麻、白芷；在下者，石膏，胃、大肠也。太阴经，白芍药，脾、肺也。少阴经，知母，心、肾也。厥阴经，青皮；在下者，柴胡，肝、包络也。以上十二经之的药也。(《医学启源·卷之下·用药备旨》)

2. 去脏腑之火

黄连泻心火，黄芩泻肺火，白芍药泻肝火，知母泻肾火，木通泻小肠火，黄芩泻大肠火，石膏泻胃火。柴胡泻三焦火，须用黄芩佐之，柴胡泻肝火，须用黄连佐之，胆经亦然。黄柏泻膀胱火，又曰龙火，膀胱乃水之府，故曰龙火也。

以上诸药，各泻各经之火，不惟止能如此，更有治病，合为君臣，处详其宜而用之，不可执而言也。(《医学启源·卷之下·用药备旨》)

3. 引经报使

足太阳膀胱经：羌活、藁本。

足少阳胆经：柴胡、青皮。

足阳明胃经：升麻、葛根、白芷、石膏。

足太阴脾经：芍药白者补，赤破经，升麻、苍术、葛根。

足少阴肾经：独活、桂、知母、细辛。

足厥阴肝经：柴胡、吴茱萸、川芎、青皮。

手太阳小肠经：羌活、藁本。

手少阳三焦经：柴胡、连翘、上地骨皮、中青皮、下附子。

手阳明大肠经：白芷、升麻、石膏。

手太阴肺经：白芷、升麻，加葱白亦能走经，桔梗。

手少阴心经：独活、黄连、细辛。

手厥阴心包络：柴胡、牡丹皮。(《珍珠囊》)

五、 用药要旨

1. 药性生熟用法

黄连、黄芩、知母、黄柏，治病在头面及手梢皮肤者，须酒炒之，借酒力上升也。咽之下，脐之上者，须酒洗之；在下者，生用。凡熟升生降也。大黄须煨，恐寒伤胃气；至于乌头、附子，须炮去其毒也。用上焦药，须酒洗曝干。黄柏、知母等，寒药也，久弱之人，须合之者，酒浸曝干，恐寒伤胃气也；熟地黄酒洗，亦然。当归酒浸，助发散之用也。(《医学启源·卷之下·用药备旨》)

2. 药用根梢法

凡根之在上者，中半以上，气脉上行，以生苗者为根。中半以下，气脉下行，入土者为梢。当知病在中焦用身，上焦用根，下焦用梢。经曰：根升梢降。(《医学启源·卷之下·用药备旨》)

3. 㕮咀药味

古之用药治病，择净口嚼，水煮服之，谓之㕮咀。后人则用刀桶内细锉，以竹筛齐之。(《医学启源·卷之下·用药备旨》)

4. 药性要旨

苦药平升，微寒平亦升，甘辛药平降，甘寒泻火，苦寒泻湿热，甘苦寒泻血热。(《医学启源·卷之下·用药备旨》)

第二节　制方论

一、 六气内淫制方大法

1. 制方须明药之气味之阴阳与厚薄

夫药有寒、热、温、凉之性，有酸、苦、辛、咸、甘、淡之味，各有所能，不可不通也。夫药之气味不必同，同气之物，其味皆咸，其气皆寒之类是也。凡同气之物，必有诸味，同味之物，必有诸气，互相气味，各有厚薄，性用不等，制方者，必须明其用矣。经曰：味为阴，味厚为纯阴，味薄为阴中之阳；气为阳，气厚为纯阳，气薄为阳中之阴。然，味厚则泄，薄则通；气厚则发热，气薄则发泄。又曰：辛甘发散为阳，酸苦涌泄为阴，咸味涌泄为阴，淡味渗泄为阳。凡此之味，各有所能。《医学启源·卷之下·用药备旨·制方法》

2. 五脏苦欲补泄与五行制方生克法

然，辛能散结润燥，苦能燥湿坚软，咸能软坚，酸能收缓，甘能缓急，淡能利窍。故经曰：肝苦急，急食甘以缓之；心苦缓，急食酸以收之；脾苦湿，急食苦以燥之；肺苦气上逆，急食苦以泄之；肾苦燥，急食辛以润之，开腠理，致津液，通气血也。肝欲散，急食辛以散之，以辛补之，以酸泻之；心欲软，急食咸以软之，以咸补之，以甘泻之；脾欲缓，急食甘以缓之，以甘补之，以苦泻之；肺欲收，急食酸以收之，以酸补之，以辛泻之；肾欲坚，急食苦以坚之，以苦补之，以咸泻之。(《医学启源·卷之下·用药备旨·制方法》)

凡此者，是明其气味之用也。若用其味，必明其味之可否；若用其气，必明其气之所宜。识其病之标本脏腑，寒热虚实，微甚缓急，而用其药之气味，随其证而制其方也，是故方有君臣佐使，轻重缓急，大小反正逆从之制也。又当明五气之郁，木郁达之，谓吐令调达也；火郁发之，谓汗令其疏散也；土郁夺之，谓下无壅滞也；金郁泄之，调解表利小便也；水郁折之，谓制其冲逆也。凡此五者，乃治病之大要也。(《医学启源·卷之下·用药备旨·制方法》)

3. 五行制方生克法

夫木火土金水，此制方相生相克之法也，老于医者能之。

风　制法：肝、木、酸，春生之道也，失常则病矣。风淫于内，治以辛凉，佐以苦辛，以甘缓之，以辛散之。

暑　制法：心、火、苦，夏长之道也，失常则病矣。热淫于内，治以咸寒，佐以甘苦，以酸收之，以苦发之。

湿　制法：脾、土、甘，中央化成之道也，失常则病矣。湿淫于内，治以苦热，佐以咸淡，以苦燥之，以淡泄之。

燥　制法：肺、金、辛，秋收之道也，失常则病矣。燥淫于内，治以苦温，佐以甘辛，以辛润之，以苦下之。

寒　制法：肾、水、咸，冬藏之道也，失常则病矣。寒淫于内，治以甘热，佐以苦辛，以辛散之，以苦坚之。

注云：酸苦甘辛咸，即肝木、心火、脾土、肺金、肾水之本也。四时之变，五行化生，各顺其道，违则病生。圣人设法以制其变，谓如风淫于内，即是肝木失常也，火随而炽，治以辛凉，是为辛金克其木，凉水沃其火，其治法例皆如此。下之二方，非为治病而设，此乃教人比证立方之道，容易通晓也。（张元素当归拈痛汤、天麻半夏汤为例，编者将此二方调整至自拟新方中。编者注）（《医学启源·卷之下·用药备旨·五行制方生克法》）

4. 方之君臣佐使

主病者为君，佐君者为臣，应臣者为使，此随病之所宜，而又赞成方而用之。君一臣二，奇之制也；君二臣四，耦之制也。去咽喉之病，近者奇之；治肝肾之病，远者耦之。汗者不可以奇，下者不可以耦。（《医学启源·卷之下·用药备旨·制方法》《珍珠囊·制方之法》）

为君最少，臣次之，佐使又次之，药之于证，所主停者，则各等分也。（《医学启源·卷之下·用药备旨》）

5. 剂型、制药与煎法

华氏《石函经》曰：夫病有宜汤者、宜丸者，宜散者、宜下者、宜吐者、宜汗者。汤可以荡涤脏腑，开通经络，调品阴阳；丸可以逐风冷，破坚积，进饮食；散可以祛风、寒、暑、湿之气，降五脏之结伏，开肠利胃。（《医学启源·卷之上·三才治法》）

病在上为天，制度宜炒、酒洗，煎药宜武、宜清，服之宜缓饮。病在下为地，煎药宜文、宜浓，服之宜急饮。（《珍珠囊·制方之法》）

6. 用药用方辨

如仲景治表虚，制桂枝汤方，桂枝味辛热，发散、助阳、体轻，本乎天者亲上，故桂枝为君，芍药、甘草佐之。如阳脉涩，阴脉弦，法当腹中急痛，制小建中汤方，芍药为君，桂枝、甘草佐之。一则治其表虚，一则治其里虚，是各言其主用也。后人之用古方者，触类而长之，则知其本，而不致差误矣。(《医学启源·卷之下·用药备旨》)

二、善师古方之法而化裁新方

1. 善用经方

白虎汤

伤寒大汗出后，表证已解，心胸大烦，渴欲饮水。及吐或下后七八日，邪毒不解，热结在里，表里俱热，时时恶风，大渴，舌上干燥而烦，欲饮水数升者，宜服之。又治夏月中暑毒，汗出，恶寒，身热而渴。

知母_{去皮，一两半}　甘草_{一两，炙}　粳米_{一合}　石膏_{乱文者别研，四两}

上为末，每服三钱，水一盏半，煎至一盏，去滓，温服。小儿量力与之。或加人参少许同煎亦得，食后服。此药立夏后立秋前可服，春时及秋后并亡血虚人不宜服。(《医学启源·卷之中·六气方治》)

竹叶石膏汤

治伤寒解后，虚羸少气，气逆欲吐。

淡竹叶_{六钱半，锉}　石膏_{四两，别研}　人参　甘草_{炙，各半两}　麦门冬_{一两半}　半夏_{二钱半，汤洗}

上锉如麻豆大，每服五钱，水一盏半，入粳米百余粒，煮取八分，米熟，去滓温服。(《医学启源·卷之中·六气方治》)

小柴胡汤

治伤寒温病，恶风，颈项强急，胸膈肋痛，呕哕烦温，寒热往来，身面皆黄，小便不利，大便秘硬；或过经未解，潮热不除；及瘥后劳复，发热头痛，妇人伤风，头痛烦热，经血适断，寒热如疟，发作有时，及产后伤风，头痛烦热，并宜服之。

柴胡_{四两，去苗} 黄芩 人参 半夏_{汤洗七次} 甘草_{各一两半}

上为粗末，每服二钱，水一盏半，生姜五片，枣子一枚，擘破，同煎至七分，去渣，热服，不拘时。小儿分作二服，更量加减。（《医学启源·卷之中·六气方治》）

五苓散

治伤寒温热，病在表里未解，头痛发热，口燥咽干，烦渴饮水，或水入即吐，小便不利，及汗出表解，烦渴不止者，宜服之。及治霍乱吐利，烦渴饮水。

泽泻_{二两半} 猪苓 赤茯苓_{去皮} 白术 官桂_{去皮，各一两}

上为粗末，每服三钱，热汤下。恶热，欲饮冷者，新水调下，或生姜汤下愈妙。或加滑石二两甚佳。或喘嗽咳烦心不得眠者，加阿胶半两。及治瘀热在里，身发黄疸，浓煎茵陈蒿汤调下，食前服。疸病发渴，及中水引饮，亦可服，新汲水调下。小儿加白术末少许，如虚热，加黄芪、人参末少许。（《医学启源·卷之中·六气方治》）

调胃承气汤

治胃中热实而下满，一切胃经实热者，皆可服之。

大黄_{炙，半两} 芒硝_{半两} 甘草_{半两}

《内经》曰：热淫于内，治以咸寒，佐以苦甘。芒硝咸寒以除热，大黄苦寒以荡实，甘草甘平以助二物，推陈致新法也。

上件锉如麻豆大，水一盏，煮二味至七分，去滓，内硝更上火煎一二沸，服之。（《医学启源·卷之中·六气方治》）

大承气汤

治痞满燥实，地道不通。

大黄_{苦寒,一两} 厚朴_{苦寒,姜制二两} 芒硝_{咸寒,一合} 枳壳_{五个,去瓤麸炒}

《内经》曰：燥淫于内，所胜以苦下之，大黄枳实之苦，以除燥热。又曰：燥淫于内，治以苦温，厚朴之苦下燥结。又曰：热淫所胜，治以咸寒，芒硝之咸，以攻郁热蕴结。

上四味，以水五升，先煮二味，取三升，去滓，纳大黄，取二升，去滓，入芒硝，更上火微煎一二沸，分二服，得下勿服余者。方内去硝，即小承气汤也，治证同。（《医学启源·卷之中·六气方治》）

桃仁承气汤

治热结膀胱，其人如狂，热在下焦，与血相搏，血下则热随出而愈。

芒硝 甘草 桂枝_{各六钱} 桃仁_{五十个,去皮尖} 大黄_{一两三钱}

甘以缓之，辛以散之，小腹急结，缓以桃仁之甘；下焦蓄血，散以桂枝之辛；大热之气，寒以取之；热甚搏血，加二物于调胃承气汤中也。

上五味，㕮咀，以水二升三合，煮取一升二合，去滓，纳芒硝，煎一二沸，分五服。（《医学启源·卷之中·六气方治》）

脾约丸

约者，结约之象，又曰约束之约也。《内经》曰：饮入于胃，游溢精气，上输于脾，脾气散精，上归于肺，通调水道，下输膀胱，水精四布，五经并行，为其津液者。脾气结，约束精液，不得四布五经，但输膀胱，致小便数，大便硬，故曰其脾为约。麻仁味甘平，杏仁甘温，《内经》曰：脾欲缓，急食甘以缓之。麻仁、杏仁润物也，《本草》曰：润可以去枯，肠燥必以甘润之物为主，是以麻仁为君，杏仁为臣。枳壳味苦寒，厚朴味苦温，润燥者必以甘，甘以润之；破结者必以苦，苦以泄之。枳壳、厚朴为佐，以散脾之约；芍药味酸微寒，大黄味苦涌泄为阴，芍药、大黄为使，以下脾之结。燥润结化，津液还入胃中，则大便利，小便数愈。

麻仁—两　白芍药　枳壳　厚朴各半两　大黄二两　杏仁汤浸去皮尖研，三钱

上为极细末，蜜丸梧子大，米饮下三十丸，日进三服，渐加，以利为度。(《医学启源·卷之中·六气方治》)

四逆汤

治阴证伤寒，自利不渴，呕哕不止，或吐利俱作，小便涩；或利，脉微欲绝，腹痛胀满，手足厥冷；或病内寒外热，下利清谷，四肢沉重；或汗出不止，并宜服之。此药助阳救衰。

甘草炙，六钱　干姜半两　熟附子—枚，去皮

上㕮咀，每服四钱，水一盏半，煎至七分，温服，不拘时。(《医学启源·卷之中·六气方治》)

理中丸

治中焦不和，脾胃宿冷，心下虚痞，腹疼痛，胸胁逆冷，饮食不下，噫气吞酸，口苦失味，怠惰嗜卧，不思饮食，及肠鸣自利，米谷不化。

白术　干姜炮　人参去芦　甘草炙，各等份

上为末，炼蜜丸梧子大，每服三十丸至五十丸，空心沸汤下。为粗末，理中汤也，味数相同。(《医学启源·卷之中·六气方治》)

三、 善用时方

防风通圣散

治一切风热郁结，气血蕴滞，筋脉拘挛，手足麻痹，肢体焦痿，头痛昏眩，腰脊强痛，耳鸣鼻塞，口苦舌干，咽嗌不利，胸膈痞闷，咳呕喘满，涕唾稠黏，肠胃燥热结，便尿淋闭。或肠胃蕴热郁结，水液不能浸润于周身，而为小便多出者；或湿热内甚，而时

有汗泄者；或表之正气与邪热并甚于里，阳极似阴，而寒战烦渴者；或热甚变为疟疾，久不已者；或风热走注，疼痛麻痹者；或肾水阴虚，心火阳热暴甚而中风；或暴喑不语，及暗风痫者；或破伤中风，时发潮热搐搦，并小儿热甚惊风，或斑疹反出不快者；或热极黑陷，将欲死者；或风热疮疥久不愈者；并解耽酒热毒，及调理伤寒，发汗不解，头项肢体疼痛，并宜服之。

防风二钱半　川芎五钱　石膏一钱　滑石二钱　当归一两　赤芍五钱　甘草二钱半，炙　大黄五钱　荆芥穗二钱半　薄荷叶二两　麻黄五钱，去根、苗、节　白术五钱　山栀子二钱　连翘五钱　黄芩五钱　桔梗五钱　牛蒡酒浸，五钱　人参五钱　半夏姜制，五钱

以上共五钱，上为粗末，每服四钱，水一盏，生姜三片，煎至六分，去滓，温服。不计时候，日三服。病甚者五七钱至一两；极甚者，可下之，多服，二两、三两，得利后，却当服三五钱，以意加减。病愈，更宜常服，则无所损，不能再作。(《医学启源·卷之中·六气方治》)

防风天麻散

治风痹走注，肢节疼痛，中风偏枯，或暴瘖不语，内外风热壅滞，解昏眩。

防风　川芎　天麻　羌活　白芷　当归　草乌头　白附子　荆芥穗　甘草炙，各半两　滑石二两

上为末，热酒化蜜少许，调半钱，加至一钱，觉药力运行微麻为度。或炼蜜丸如弹子大，每服一丸，热酒化下。或半丸，细嚼，白汤下亦得。散郁结，宣气血。如甚者，服防风通圣散。(《医学启源·卷之中·六气方治》)

祛风丸

治风偏，手足颤掉，语言謇涩，筋骨痛。

乌头炮　天南星　草乌头炮　半夏　绿豆粉各一两　甘草　川芎

白僵蚕　藿香　零零香　地龙　蝎梢各三两　川姜半两,炮

上末一两,用绿豆粉一两,白面二两,滴水丸梧桐子大。每三五丸,细嚼,茶清下,或五七丸亦得,食后服,初服三丸,渐加多。(《医学启源·卷之中·六气方治》)

大通圣白花蛇散

中府之药也。大治诸风,无问新久,手足躯曳,腰脚缓弱,行步不正,精神昏昧,口眼歪斜,语言謇涩,痰涎壅盛,筋脉拘急,肌肉顽痹,皮肤燥痒,骨节疼,目眩,下注腰脚,疼痛腿重,肿疡生疮,或痛无常处,游走不定,及风气上攻,面浮肿,耳鸣,并宜服之。

天麻去苗　赤箭　防风去苗　藁本　木香　海桐皮　肉桂　杜仲炒　干山药　当归　威灵仙　白附子炮　菊花　蔓荆子　羌活去芦　虎骨酥炙　白芷　干蝎　白花蛇酒浸去皮,骨肉用　草薢　甘草炙　牛膝去苗　郁李仁去皮研　厚朴姜制,各一两

上为末,每服一钱至二钱,温酒调下,荆芥汤调下亦得,空心服之。常服祛风逐气,通行荣卫,久病风人,尤宜常服。轻者中风,不过二十服,平安如故。(《医学启源·卷之中·六气方治》)

活命金丹

治风中脏不语,半身不遂,肢节顽痹,痰涎上潮,咽嗌不利,饮食不下,牙关紧禁,及解一切药毒,发热腹胀,大小便不利,胸膈痞满,上实下虚,气闭面赤,汗后余热不退,劳病诸证,无问老幼妇人,俱得服之。

川芎　甘草　板蓝根　葛根各一两　龙脑二钱,研　麝香二钱,研　牛黄研,五分　生犀　桂各三钱　珠子粉半两　川大黄二两半　甜硝一两　辰砂四钱,一半为衣　青黛三钱　薄荷五钱

上为细末,炼蜜同水浸蒸饼,糊为剂,每一两作十丸,别入朱砂为衣,就湿,以真金箔四十叶为衣。葛月修合,磁器内收贮,多

年不坏。如风毒，茶清送下；解毒药，新冷水化下；余热劳病，及小儿惊热，薄荷汤化下。已上煎，量大小加减用之。（《医学启源·卷之中·六气方治》）

桂苓甘露饮

治饮水不消，呕吐泻利，流湿润燥，宣通气液，水肿腹胀，泄泻不能止者。兼治霍乱吐泻，下利赤白，烦渴，解暑毒大有神效，兼利小水。

白茯苓去皮　白术　猪苓　甘草炙　泽泻以上各一两　寒水石一两，别研　桂去粗皮，半两　滑石二两，别研

上为末，或煎，或水调，二三钱任意，或入蜜少许亦得。（《医学启源·卷之中·六气方治》）

益元散

桂府滑石二两，烧红　甘草一两

上为极细末，每服三钱，蜜少许，温水调下，无蜜亦得。或饮冷者，新水亦得。或发汗，煎葱白豆豉汤调，无时服。（《医学启源·卷之中·六气方治》）

化痰玉壶丸

南星　半夏生　天麻各一两　白面三两

上为细末，滴水丸梧子大，每服二十丸，用水一大盏，先煎令沸，下药煮，候浮，漉出，方熟。放温，别用生姜汤下，不拘时候。（《医学启源·卷之中·六气方治》）

四君子汤

治烦热燥渴。

白茯苓_{去皮}　人参_{去芦}　甘草_炙　白术_{各等份}

上㕮咀，每服三钱，水一盏，煎至七分，去滓，温服。(《医学启源·卷之中·六气方治》)

白术散

治诸烦热渴，津液内耗，不问阴阳，服之止渴生津液。

白术　人参　白茯苓_{去皮}　甘草_炙　藿香　木香_{各一两}

上为粗末，每服三钱，水一盏，煎至七分，煎至七分，去滓，温服，不拘时。(《医学启源·卷之中·六气方治》)

升麻葛根汤

治大人小儿，时气瘟疫，头痛发热，肢体烦热，疮疹未发，并宜服之。

升麻　葛根　甘草_炙　芍药_{各半两}

上为末，每服三钱，水一盏半，煎至一盏，去渣，稍热服，不拘时。日进二三服，病去身凉为度。小儿量力与服。(《医学启源·卷之中·六气方治》)

葶苈木香散

治湿热内外甚，水肿腹胀，小便赤涩，大便滑泻。

葶苈　茯苓_{去皮}　白术　猪苓_{去皮，各一两}　木香_{半钱}　泽泻　木通　甘草_{各半两}　桂_{一钱}　滑石_{三两}

上为细末，每服三钱，白汤调下，食前服。此药下水湿，消肿胀，止泻利，利小便。若小便不得通利，而反转泄者，此乃湿热癃闷极深，而攻之不开，故反为注泻，此正气已衰，多难救也。慎不可攻之，而无益耳。(《医学启源·卷之中·六气方治》)

白术木香散

治喘嗽肿满，欲变成水病者，不能卧，不欲饮食，小便闭者。

白术　猪苓去皮　泽泻　赤茯苓以上各半两　木香　陈皮各二两，去白　槟榔　官桂各二钱　滑石三两

上为粗末，每服五钱，水一盏，生姜三片，煎至七分，去渣，食前温服。(《医学启源·卷之中·六气方治》)

大橘皮汤

治湿热内甚，心腹胀满，水肿，小便不利，大便滑泄。

橘皮一钱半　木香一钱　滑石六钱　槟榔三钱　茯苓一两，去皮　猪苓去皮　泽泻　白术　官桂各五钱　甘草三钱

上为末，每服五钱，水一盏，生姜五片，煎至七分，去渣，温服。(《医学启源·卷之中·六气方治》)

桂苓白术丸

消痰逆，止咳嗽，散痞满壅塞，开坚结痛闷，推进饮食，调和脏腑，无问寒湿湿热，呕吐泻利，皆能开发，以令遍身流湿润燥，气液宣平而愈。并解酒毒，兼疗肺痿痨嗽，水肿腹胀，泻利不能止者，服之，利止为度，后随证治之。

楝桂　干生姜各一分　茯苓去皮　半夏各一两　白术　红皮去瓤　泽泻各半两

上为末，面糊为丸，如小豆大，每服二三十丸，生姜汤下，日进三服。病在膈上，食后服；膈下，食前服；在中者，不拘时。或一法：加黄连半两，黄柏二两，水丸，取效甚妙。(《医学启源·卷之中·六气方治》)

六一散

治身热呕吐泄泻，肠澼下利赤白。治癃闭淋痛，利小便。偏荡

胃中积聚寒热，宣积气，通九窍六腑，生津液，去留结，消蓄水，止渴，宽中，除烦热心躁。治腹胀痛，补益五脏，大养脾胃肾之气，理内伤阴痿，安魂定魄，补五劳七伤，一切虚损。主痫痓惊悸，健忘，心烦满短气，脏伤咳嗽，饮食不下，肌肉疼痛。治口疮，牙齿疳蚀，明耳目，壮筋骨，通经脉，和血气，消水谷，保真元，解百药酒食邪毒，耐劳役饥渴，宣热，辟中外诸邪所伤，久服强志轻身，驻颜延寿，及解中暑、伤寒、疫疠、饥饱、劳损、忧愁、思虑、恚怒、惊恐、传染，并汗后遗热，劳复诸病，并解两感伤寒，能令遍身结滞宣通，气和而愈。及妇人下乳催生，并产后损液血衰，阴虚热甚，一切热病，并宜服之。兼防发吹奶乳痈，或已觉吹乳乳结，顿服即愈，乃神验之仙药也，惟孕妇不可服。

滑石_{六两，烧红}　甘草_{一两，微炒}

上为细末，每服三钱，蜜少许，温水调下，无蜜亦得，日三四服，或水调下亦得，解利发汗，煎葱白豆豉汤下四钱，并三四服，以效为度。此药寒凉，解散郁热，若病甚不可解，多服无害，但有益耳。(《医学启源·卷之中·六气方治》)

凉膈散

治伤寒表不能解，半入于里，下证未全，下后燥热怫结于内，心烦懊恼不得眠，脏腑积热，烦渴头昏，唇干咽燥，喉痹目赤，颊硬，口舌生疮，咳唾稠黏，谵语狂妄，肠胃燥涩，便尿闭结，风热壅滞，疮癣发斑，惊风热极，豆黑陷欲死者。

连翘_{一两}　山栀　大黄　薄荷　黄芩_{以上各半两}　甘草_{一两半}　朴硝_{一钱}

加减法：咽喉痛涎嗽，加荆芥半两，桔梗一两。咳而呕者，加半夏半两，每服生姜三片同煎。血衄呕血，加当归、芍药各半两，生地黄一两。淋者加滑石四两，茯苓一两。风眩目痛，加川芎半两，石膏三两，防风半两。斑疹，加葛根一两，荆芥半两，赤芍、川芎、防风、桔梗各半两。

上为末，每服二钱至五钱，水一盏，蜜少许，同煎至七分，去渣温服。虚实加减如前。或小儿可服七分八分，或无热，甚黑陷，腹胀喘息，小便赤涩而将死者，此一服，更加大承气汤约下之，得和者即瘥。(《医学启源·卷之中·六气方治》)

黄连解毒汤

治伤寒杂病燥热毒，烦闷干呕，口燥，呻吟喘满，阳厥极深，蓄热内甚，俗妄传为阴毒者。及汗吐下后，寒凉诸药，不能退热势，并两感证同法。

黄连　黄柏　黄芩　大栀子各半两

上锉如麻豆大，每服半两，水一盏，煎至四分，去渣温服。或腹满呕吐，或欲作利者，每服加半夏三个，厚朴二钱，茯苓四钱去皮，水一盏半，姜三片，煎半盏，去滓温服，名曰黄连半夏解毒汤。(《医学启源·卷之中·六气方治》)

三一承气汤

治伤寒杂证，内外所伤，日数远近，腹满咽干，烦渴谵妄，心下按之硬痛，小便赤涩，大便结滞，或湿热内甚而为滑泄，热甚喘咳闷乱，惊悸狂癫，目病口疮，舌肿喉痹痈疡，阳明胃热发斑，脉沉而可下者。小儿热极风惊，潮搐昏塞，并斑疹黑陷不起，小便不通，腹满欲死。或斑疹后，热不退，久不作痂，或作斑痈疮癣，久不已者，怫热内盛，痃癖坚积，黄瘦疟疾，久新暴卒心痛，风痰酒隔，肠垢积滞，久壅风热，暴伤酒食，烦心闷乱，脉数沉实。或肾水阴虚，阳热暴甚，而僵扑卒中，一切暴瘖不语，蓄热内伤，阳厥极深，脉反沉细欲绝。或表之冲和正气，与邪气并之于里，则里热亢极似阴，反为寒战，脉微而绝。或风热燥甚，客于下焦，而大小便涩滞不通者。或产妇死胎不下，或两感表里热甚，须可下者。

大黄　芒硝　枳壳　厚朴各半两　甘草一两

上锉如麻豆大，水一盏半，姜三片，煎至六分，下硝一二沸，去渣热服，以利为度。热甚者，作一服，得利为效，临时消息。

八正散

治大人小儿心经邪热，一切蕴毒，咽干口燥，大渴引饮，心忪面热，烦躁不宁，目赤睛痛，唇焦鼻衄，口舌生疮，咽喉肿痛；又治小便赤涩，或癃闭不通，及热淋血淋，并宜服之。

大黄_{面裹煨干用} 瞿麦 木通 萹蓄 车前子 山栀 甘草_炙 滑石_{以上各一两}

上为散，每服二钱，水一盏，入灯心些子，煎至七分，去滓温服，食后临卧。小儿量力与之。（《医学启源·卷之中·六气方治》）

洗心散

治风壅壮热，头目昏痛，肩背拘急，肢节烦疼，热气上冲，口苦唇焦，咽喉肿痛，痰涎壅滞，涕唾稠黏，心神烦躁，眼涩睛疼，及寒热不调，鼻塞声重，咽干多渴，五心烦热，小便赤涩，大便闭硬宜服。

大黄_{面裹，煨净用} 甘草_炙 当归_{去苗，洗} 芍药 麻黄_{去根} 荆芥穗_{各半两} 白术_{三钱半}

上为细末，每服二钱，水一盏，生姜、薄荷各少许，同煎至七分，纳硝更上火煎一二沸，去滓，温服。如小儿麸豆疮疹，欲发先狂语，多渴，及惊风积热，可服一钱，并临卧服。如大人五脏壅实，欲要溏转，加至四五钱，乘热服之。（《医学启源·卷之中·六气方治》）

柴胡饮子

解一切肌热、蒸热、积热，及寒热往来，蓄热或寒战，及伤寒发汗不解，或不经发汗传受，表里俱热，口干烦渴，或表热入里，下证未全，下后热未除，及汗后余热、劳复，或妇人经病不快，产后但有如此之证，并宜服之，乃气分热也。

柴胡 人参 黄芩 甘草_炙 大黄 当归 芍药_{各半两}

上为粗末，每服四钱，水一盏，姜三片，煎至六分，去滓温服。小儿分三服，不拘时日，三服除病为度，热甚者加服。（《医学启源·卷之中·六气方治》）

神芎丸

治一切热证，常服保养，除痰，消酒食，清头目，利咽膈，能令遍身结滞宣通，气利而愈。神强体健，耐伤省病。并妇人经病，产后血滞，腰脚重痛，小儿积热，惊风潮搐，藏用丸，亦曰显仁丸。加黄连、薄荷、川芎各半两，名曰神芎丸。

大黄　黄芩各二两　牵牛　滑石各四两

上为末，滴水丸如小豆大，或炼蜜丸亦妙。每十五丸加至五七十丸，温水下，冷水亦得。（《医学启源·卷之中·六气方治》）

七宣丸

疗风气，治结聚宿食不消，兼砂石皮毛在腹中，及积年腰脚疼痛，冷如冰石，脚气冲心，烦愦，头眩暗倒，肩背重，心腹胀满，胸膈痞塞，风毒肿气，连及头面，大便或秘，小便时涩，脾胃虚痞，不能饮食，脚转筋，挛急掣痛，心神恍惚，眠卧不安等疾。

柴胡去苗，五两　桃仁去皮，六两　枳实麸炒，五两　诃子皮五两　木香五两　大黄面煨，十五两　甘草炙，四两

上为细末　炼蜜丸梧子大，每服二十丸，食前临卧服，米饮下一服，加至四五十丸，宣利为度。觉病势退，服五补丸，不问男女老幼，并可服之，量与加减。（《医学启源·卷之中·六气方治》）

神功丸

治三焦气壅，心腹痞闷，六腑风热，大便不通，腰脚疼痛，肩背重疼，头昏面热，口苦咽干，心胸烦躁，眠卧不安，及治脚气，并素有风人大便结燥。

大黄_{四两，面煨}　麻仁_{二两，别研}　人参_{二两}　诃子皮_{四两}

上一处研，炼蜜丸如梧子大，每服三十丸，温水下，酒亦得，食后服。如大便不通，倍服，利为度。(《医学启源·卷之中·六气方治》)

厚朴汤

凡治脏腑之秘，不可一例治疗，有虚秘，有实秘。有胃实而秘者，能饮食，小便赤，当以麻仁丸、七宣丸之类主之。胃虚而秘者，不能饮食，小便清利，厚朴汤宜之。

厚朴_{三两，锉}　白术_{五两}　半夏_{二两，泡}　枳壳_{二两，炒}　陈皮_{三两}

上为细末，每服三钱，水盏半，姜三片，枣三个，煎至一盏，去滓温服，空心食前。胃实秘，物也；胃虚秘，气也。(《医学启源·卷之中·六气方治》)

七圣丸

治风气壅盛，痰热结搏，头目昏重，涕唾稠黏，心烦面热，咽干口燥，精神不爽，夜卧不安，肩背拘急，胸膈痞闷，腹胀胁满，腰腿重痛，大便秘涩，小便赤涩，宜服之。

川芎　肉桂　木香　大黄_{各半两，酒浸}　羌活_{一两}　郁李仁_{一两，去皮}
槟榔_{半两}

上七味为末，炼蜜丸梧子大，每服十五丸至二十丸，温水下，食后临卧服。山岚瘴地，最宜服之。更量脏腑虚实加减。(《医学启源·卷之中·六气方治》)

犀角丸

治三焦邪热，一切风气，又治风盛痰实，头目昏重，肢体拘急，痰涎壅塞，肠胃燥结，大小便难。

黄连　犀角_{各一两}　人参_{二两}　大黄_{八两}　黑牵牛_{二十两}

上与黑牵牛和合为细末，炼蜜丸如梧子大，每服十五丸至二十丸，卧时温水下，更量虚实加减。(《医学启源·卷之中·六气方治》)

大己寒丸

治大寒积冷，脏腑虚寒，心腹疼痛，胸胁胀满，泄泻肠鸣，下利自汗，米谷不化，阳气暴衰，阴气独盛，手足厥冷。伤寒阴胜，神昏脉短，四肢怠惰，并宜服之。

干姜　良姜各六两　桂　荜茇各四两

上为末，水糊丸梧子大，每二十丸，米饮汤下，食前服。(《医学启源·卷之中·六气方治》)

附子理中丸

治脾胃冷弱，心腹绞痛，呕吐泻利，转筋霍乱，体冷微汗，手足厥冷，心下逆满，腹中雷鸣，呕吐不止，饮食不进，及一切沉寒痼冷，并宜服之。

人参　白术　干姜炮　甘草　附子各二两，炮，去皮脐

上五味为末，炼蜜丸，每两作十丸，每服一丸，水一盏，拍破，煎至七分，稍热，空心食前服之。(《医学启源·卷之中·六气方治》)

胡椒理中丸

治脾胃虚寒，气不通宣，咳嗽喘急，逆气虚痞，胸膈噎闷，腹胀满痛，迫塞短气，不能饮食，呕吐痰水不止。

胡椒　荜茇　干姜炮　款冬花　甘草　陈皮　良姜　细辛去苗，各四两　白术五两

上为细末，炼蜜丸梧子大，每服五丸至七丸，温酒下，不拘时，日进三服。(《医学启源·卷之中·六气方治》)

铁刷汤

治积寒痰饮，呕吐不止，胸膈不快，饮食不下，并宜服之。

半夏　草豆蔻　丁香　干姜_炮　诃子皮_{各三钱}　生姜_{一两}

上㕮咀，水五盏，煎至二盏半，去渣，分三服，相继不拘时。大吐不止，加附子三钱，生姜半两。（《医学启源·卷之中·六气方治》）

二姜丸

治瘤冷。

良姜　干姜_{炮，各三两}

上二味等份，为末，酒糊丸梧子大，每服三十丸，空心下。（《医学启源·卷之中·六气方治》）

术附汤

治沉寒瘤冷。

黑附子_{炮，一两}　白术_{一两半}　甘草_{炙，七钱半}

上为细末，每服三五钱，水一盏半，姜五片，枣二枚，拍破，煎至一盏，去滓，食后温服。（《医学启源·卷之中·六气方治》）

四、自拟新方

当归拈痛汤

治湿热为病，肢节烦痛，肩背沉重，胸膈不利，遍身疼，下注于胫，肿痛不可忍。经云：湿淫于内，治以苦温，羌活苦辛，透关利节而胜湿；防风甘辛，温散经络中留湿，故以为君。水性润下，升麻、葛根苦辛平，味之薄者，阴中之阳，引而上行，以苦发之也。白术苦甘温，和中除湿；苍术体轻浮，气力雄壮，能去皮肤腠理之湿，故以为臣。血壅而不流则痛，当归身辛，温以散之，使气血各有所归。人参、甘草甘温，补脾养正气，使苦药不能伤胃。仲景云：湿热相合，肢节烦痛，苦参、黄芩、知母、茵陈者，乃苦以泄之也。凡酒制药，以为因用。治湿不利小便，非其治也，猪苓甘温平，泽泻咸平，淡以渗之，又能导其留饮，故以为佐。气味相合，上下分消，其湿气得以宣通矣。

羌活_{半两} 防风_{三钱，二味为君} 升麻_{一钱} 葛根_{二钱} 白术_{一钱} 苍术_{三钱} 当归身_{三钱} 人参_{二钱} 甘草_{五钱} 苦参_{酒浸，二钱} 黄芩_{一钱，炒} 知母_{三钱，酒洗} 茵陈_{五钱，酒炒} 猪苓_{三钱} 泽泻_{三钱}

上锉如麻豆大，每服一两，水二盏半，先以水拌湿，候少时，煎至一盏，去滓温服，待少时，美膳压之。(《医学启源·卷之下·用药备旨》)

天麻半夏汤

治风痰内作，胸膈不利，头眩目黑，兀兀欲吐，上热下寒，不得安卧，遂处此方，云眼黑头眩，虚风内作，非天麻不能治，故以为君。偏头痛乃少阳也，非柴胡不能治；黄芩苦寒酒制炒，佐柴胡治上热，又为引用，故以为臣。橘皮苦辛温，炙甘草甘温，补中益气为佐。生姜、半夏辛温，以治风痰；白茯苓甘平，利小便，导湿热，引而下行，故以为使。不数服而见愈。

天麻_{一钱，君} 柴胡_{七分} 黄芩_{五分，酒制} 橘皮_{七分，去白} 半夏_{一钱} 白茯苓_{五分} 甘草_{五分}

上锉碎如麻豆大，都作一服，水二盏，生姜三片，煎至一盏，去滓温服。(《医学启源·卷之下·用药备旨》)

易水张先生枳术丸

治痞，消食，强胃。

白术_{二两} 枳实_{麸炒黄色，去穰，一两}

上同为极细末，荷叶裹烧饭为丸，如梧桐子大，每服五十丸，多用白汤下，无时。白术者，本意不取其食速化，但令人胃气强

实，不复伤也。（《内外伤辨惑论·卷下·辨内伤饮食用药所宜所禁》）

易水张先生，尝戒不可用峻利食药，食药下咽，未至药丸施化，其标皮之力始开，便言空快也，所伤之物已去；若更待一两时辰许，药尽化开，其峻利药必有情性，病去之后，脾胃安得不损乎？脾胃既损，是真气元气败坏，促人之寿。当时说下一药，枳实一两，麸炒黄色为度，白术二两，只此二味，荷叶裹烧饭为丸。以白术苦甘温，其甘温补脾胃之元气，其苦味除胃中之湿热，利腰脐间血，故先补脾胃之弱，过于枳实克化之药一倍。枳实味苦寒，泄心下痞闷，消化胃中所伤。此一药下胃，其所伤不能即去，须待一两时辰许，食则消化，是先补其虚，而后化其所伤，则不峻利矣。当是之时，未悟用荷叶烧饭为丸之理，老年味之始得，可谓神奇矣。荷叶之一物，中央空虚，象震卦之体。震者，动也，人感之生足少阳甲胆也，甲胆者风也，生化万物之根蒂也。《左传》云："履端于始，序则不愆。"人之饮食入胃，营气上行，即少阳甲胆之气也；其手少阳三焦经，人之元气也，手足经同法，便是少阳元气生发也。胃气、谷气、元气，甲胆上升之气，一也，异名虽多，只是胃气上升者也。荷叶之体，生于水土之下，出于秽污之中，而不为秽污所染，挺然独立。其色青，形乃空，清而象风木者也，食药感此气之化，胃气何由不上升乎？其主意用此一味为引用，可谓远识深虑，合于道者也。更以烧饭和药，与白术协力，滋养谷气而补，令胃厚，再不至内伤，其利广矣大矣！（《内外伤辨惑论·卷下·辨内伤饮食用药所宜所禁》）

神仙换骨丹

治气血凝滞，荣卫郁结，风热湿气相搏筋骨之间，内舍偏虚，发为不遂之病，气感八风，血凝五痹，筋挛骨痛，瘫痪偏枯，一切风证，并宜治之。服之神妙，难以言宣。

槐角炒黄熟　桑白皮去皮　川芎　苍术泔浸去皮　白芷　蔓荆子去萼

人参　威灵仙　何首乌　防风各二两　苦参　五味子　香附各一两
麝半两，别研　麻黄十斤　朱砂水飞，一两

　　上将麻黄去根、苗、节，用河水三石三斗三升，小斗七升是也，熬至六升，滤去麻黄，澄清，再熬至二升半，入其余药末，每一两三钱作十丸，朱砂为衣。每一丸，酒一盏，浸至晚，溶化，临卧服。（《医学启源·卷之中·六气方治》）

不换金丹

　　退风散热。治风有二法，行经和血及开发腠理。经脉凝滞，非行经则血不顺，是治于内也。皮肤郁结，非开发则荣卫不和，是调理于外也。此亦发散之药也。

　　荆芥穗　白僵蚕炒　天麻　甘草各一两　羌活去芦　川芎　白附子生
川乌头生　蝎梢去毒，炒　藿香叶各半两　薄荷三两　防风一两

　　上为细末，炼蜜丸弹子大，每服细嚼，茶清下。如口歪向左，即右腮上涂之，即止。（《医学启源·卷之中·六气方治》）

花蛇续命汤

　　治卒中风，牙关紧急，精神昏愦，口眼歪斜，不知人事，痰涎不利，喉中作声。

　　白花蛇酒浸，去皮骨，焙干　全蝎炒　独活去土　天麻　附子　人参　防风　肉桂　白术　藁本　白附子炮　赤箭　川芎　细辛去叶　甘草炙
白僵蚕去丝灰炒　半夏汤浸，切　白茯苓去皮　麻黄去节，水煮三沸去沫，细切，已上各一两

　　上为粗末，每服五钱，水一盏，生姜五片，煎至七分，去滓，稍热服，不拘时。（《医学启源·卷之中·六气方治》）

灵砂丹

　　治风热郁结，血气蕴滞，头目昏眩，鼻塞清涕，口苦舌干，咽

嗌不利，胸膈痞闷，咳嗽痰实，肠胃燥涩，小便赤；或肾水阴虚，心火炽甚，及偏正头风痛，发落齿痛，遍身麻木，疥癣疮疡，一切风热，并皆治之。

独活　羌活　细辛　石膏　防风　连翘　薄荷各三两　川芎　山栀　荆芥　芍药　当归　黄芩　大黄生　桔梗以上各一两　全蝎微炒，半两　滑石四两　菊花　人参　白术各半两　寒水石一两，生用　砂仁一钱　甘草三两，生　朱砂一两为衣

上为细末，炼蜜为丸，每两作十丸，朱砂为衣。每服茶清嚼一丸，食后服。(《医学启源·卷之中·六气方治》)

加减冲和汤

治中府之病，宣外阳，补脾胃，泻风木，实表里，养荣卫。

柴胡五分　升麻三分　黄芪五分　半夏二分　黄芩　陈皮　人参　芍药　甘草各二分半　当归　黄柏酒浸，各三分

上锉如麻豆大，作一服，水二盏。煎至一盏，去滓，稍热服。如有自汗多者，加黄芪半钱；嗽者，加五味子二十粒。(《医学启源·卷之中·六气方治》)

牛黄通膈汤

治初病风证，觉一二日实，则急下之。

牛黄二钱，别研　大黄一两　甘草一两，炙　朴硝三钱，别研

上件为末，每服一两，水二盅，除牛黄、朴硝外，煎至一盏，去滓，入牛黄、朴硝一半调服，以利三二行为度。未利，再量虚实加减服之。(《医学启源·卷之中·六气方治》)

桂苓白术散

治冒暑、饮食，所伤转甚，湿热内甚，霍乱吐泻，转筋急痛，腹满痞闷，小儿吐泻惊风，宜服之。

木香　桂枝　藿香　人参　茯苓_{去皮，各半两}　甘草_炙　白术　葛根　泽泻　寒水石_{各一两}　滑石　石膏

上为末，每服三钱，白汤调下，新水或生姜汤亦得。(《医学启源·卷之中·六气方治》)

赤茯苓丸

治脾胃水湿太过，四肢肿满，腹胀喘逆，气不宣通，小便赤涩。

葶苈_{四两，炒}　防己_{二两}　赤茯苓_{一两}　木香_{半两}

上为细末，枣肉丸梧桐子大，每服三十丸，桑白皮汤食前下。(《医学启源·卷之中·六气方治》)

人参葶苈丸

治一切水肿喘满不可当者。

人参_{一两，去芦}　苦葶苈_{炒，四两}

上为细末，枣肉丸梧子大，每三十丸，煎桑白皮汤下。(《医学启源·卷之中·六气方治》)

海藻散

治男子遍身虚肿，喘满闷不快者。

海藻_{锉碎}　川大黄　大戟_{并锉}　续随子_{去壳，以上各二两}

上件，好酒二盅，净碗内浸一宿，取去晒干候用。

甘遂_{面炒黄色，一两}　白牵牛_{生，一两}　滑石_{半两}　肉豆蔻　青皮_{去瓤}　橘皮_{去白，以上各一两}

上为细末，每服二钱，如气实者，三钱半，平明冷茶清调下，至辰时取下水二三行，肿减五七分。隔二三日，平明又一服，肿消。鱼肉盐皆忌。一曰：小儿肿一钱，五岁以下者半钱，孕妇勿服。(《医学启源·卷之中·六气方治》)

润肠丸

治脾胃中伏火，大便秘涩，或干燥不通，全不思食，此乃风结秘、血结秘，皆令闷塞也。风以润之，血以和之，和血疏风，自通利矣。

麻仁　桃仁去皮尖　羌活　当归　大黄各半两

上除麻仁、桃仁别研如泥，余药细研，炼蜜丸梧子大，每服五十丸至百丸，空心白汤下。如血涩而大便燥者，加桃仁酒洗大黄。如大便不通而涩，滋其荣甚者，急加酒洗大黄；如风结燥，大便不行，加麻仁、大黄；如风湿大便不行者，加皂角仁、大黄、秦艽以利之；如脉涩，觉身有气涩而大便不通者，加郁李仁、大黄以除气涩。(《医学启源·卷之中·六气方治》)

当归润燥汤

升麻一两　当归一两　生地黄二两　甘草一钱，炙　干地黄一钱　桃仁一钱，研　麻仁一钱　红花半钱　大黄一钱，煨

上桃仁、麻仁别研如泥，余锉麻豆大作一服，水二盏，入桃仁、麻仁煎至一盏，去渣，空心宿食消尽，稍热服。(《医学启源·卷之中·六气方治》)

橘杏丸

治气闭，老人、虚弱人皆可服。

橘皮　杏仁汤浸，去皮尖

上二味等份，炼蜜丸梧子大，每服七十丸，空心米饮下。(《医学启源·卷之中·六气方治》)

麻仁丸

调三焦，和五脏，润肠胃，除风气，及治风热壅结，津液耗

少，令大便闭涩不通，高年及有风人大便秘，宜服之。

枳实_{面炒} 白槟榔_{各一两半} 羌活_{一两，洗} 菟丝子_{一两半，酒浸别末} 山茱萸_{一两半} 郁李仁_{四两，去皮} 车前子_{一两半} 肉桂_{一两} 木香_{一两} 大黄_{四两半} 麻仁_{四两，别研}

上为细末，炼蜜丸如梧子大，每服十五丸至二十丸，临卧温水下。（《医学启源·卷之中·六气方治》）

桂附丸

治风邪冷气，入乘心络，或脏腑暴感风寒，上乘于心，令人卒然心痛，或引背膂，甚则经久不瘥。

川乌头_{三两，炮，去皮脐} 附子_{三两} 干姜_{二两，炮} 赤石脂_{二两} 桂_{二两} 蜀椒_{去目，微炒}

上六味为末，蜜丸如梧子大，每服三十丸，温水下，觉至痛处即止，若不止，加至五十丸，以知为度。若早服无所觉，至午后，再服二十丸。若久心痛，每服三十丸至五十丸，尽一剂，终身不发。（《医学启源·卷之中·六气方治》）

姜附汤

治五脏中寒，或卒然晕闷，手足厥冷。

干姜 附子_{炮，去皮脐} 甘草_{炙，各半两}

上㕮咀，每服四钱，水一盏半，姜五片，煎至七分，去渣，食前服。挟风不仁，加防风半两；兼湿肿满，加白术半两；筋脉挛急，加木瓜半两；肢节疼，加桂心半两。（《医学启源·卷之中·六气方治》）

加减白通汤

治形寒饮冷，大便自利，完谷不化，腹脐冷痛，足胫寒逆。《内经》云：寒淫于内，治以辛热；湿淫于内，治以苦热，以苦发之。以附子大辛热，助阳退阴，温经散寒，故以为君。干姜、官桂，辛甘大热，亦除寒湿；白术、半夏苦辛，温胃燥脾湿，故为臣。草豆蔻、炙甘草、人参，甘辛大温，温中益气；生姜辛大温，能除湿之邪；葱白辛温，以通上焦阳气，故以为佐。又云：补下治下制以急，急则气味厚，故大作汤剂投之，不数服而止痛减，足胫渐温，调饮食数次平复。

附子一两，去皮脐　干姜一两，炮　官桂五钱　白术五钱　草豆蔻煨　甘草　人参　半夏炮，各五钱

上㕮咀，每服一两，水二盏半，生姜五片，葱五茎，煎至一盏二分，去滓，空心服。(《医学启源·卷之中·六气方治》)

第一节　诸病要论

一、治法纲要

气交变论云：五运太过不及。夫五运之政，犹权衡也，高者抑之，下者举之，化者应之，变者复之，此长、化、收、藏之运，气之常也，失常则天地四塞矣。

注云：失常之理，则天地四时之气，无所运行。故动必有静，胜必有复，乃天地阴阳之道也。以热治热法，经曰：病气热甚，而与寒药交争，则寒药难下，故反热服，顺其病势，热势既休，寒性乃发，病热除愈，则如承气汤寒药，反热服之者是也。病寒亦同法也。凡治病，必求其所在，病在上者治上，在下者治下，故中外脏腑经络皆然。病气热，则除其热；病气寒，则退其寒，六气同法。泻实补虚，除邪养正，平则守常，医之道也。

大法曰：前人方法，即当时对证之药也。后人用之，当体指下脉气，从而加减，否则不效。余非鄙乎前人而自用也，盖五行相制相兼，生化制承之体，一时之间，变乱无常，验脉处方，亦前人之法也。厥后通乎理者，当以余言为然。

（《医学启源·卷之下·用药备旨》）

二、 五运病解

五运主病，木、火、土、金、水，顺则皆静，逆则变乱，四时失常，阴阳偏胜，病之源也。

诸风掉眩，皆属肝木。

注云：掉，摇也。眩，昏乱眩运也。风主动故也。所谓风气甚则头目眩者，由风木旺，则必是金衰不能制木，而木生火，木火者皆阳也，故风火多兼化也。风热相抟，则头目眩运而转也。火性本动，火得风则成焰而旋转也。风势甚，则曲直动摇，更加呕吐也。

诸痛痒疮疡，皆属心火。

注云：痛痒而为疮，火之用也。五常之道，过极则胜己者反来制之，故火热过极，而反兼于水化也。所谓盐能固物，而令不腐者，咸寒水化，制其火热，使无热之过极，乃水化制之，而久固也。热极即是木来生火也，甚则皮肉肌肤之间，不得宣通，固生疮疡而痛痒也。

诸湿肿满，皆属脾土。

注云：湿，地之体也。湿极甚则痞塞肿满，物湿亦然。故长夏暑湿之甚，则庶物隆盛也。

诸气膹郁、病痿，皆属肺金。

注云：肺主气，气为阳，阳主轻清而升，故肺居上部，而为病则气郁。至于痿弱，手足无力，不能收持，乃血液衰少，故病然也。秋金旺，则雾气蒙郁，而草木萎落，病之象也。

诸寒收引，皆属肾水。

注云：收敛引急，寒之用也，故冬寒则物拘缩也。

（《医学启源·卷之中·五运病解》）

三、 六气病解

六气为病，风、热、湿、火、燥、寒，乃天之六气也。（《医学启源·卷之中·六气病解》）

（一）风

风木厥阴，肝胆之气也。

诸暴强直，支痛缓戾，里急筋缩，皆属于风。

暴强直

注云：暴，卒也，虐害也。强劲有力而不柔和也。直，筋劲强也。

支痛缓戾，里急筋缩

注云：支痛，支，持也，坚固支持，筋挛不柔而痛也。缓，缓缩也，戾，乖戾也，谓筋缩里急，乖戾失常而病也。然燥金主为紧敛、短缩、劲切，而风木为病，反见燥金之化者，由亢则害，承乃制也。况风能湿而为燥也，筋缩者，燥之甚也，故谓风甚皆兼于燥也。(《医学启源·卷之中·六气病解》)

(二) 热

热者，少阴君火之热，乃真心小肠之气也。

诸病喘呕吐酸，暴注下迫，转筋，小便浑浊，腹胀大而鼓之有声如鼓，痈疽疡疹，瘤气结核，吐下霍乱，瞀郁肿胀，鼻窒鼽衄，血溢血泄，淋闷身热，恶寒战栗，惊惑悲笑，谵妄，衄蔑血污，皆属于热。

1. 喘

注云：喘，热则息数气粗而为喘也，故热则脉实而甚数，喘之象也。

2. 呕

注云：火气炎上之象也，故胃膈热甚，则为呕也。

3. 吐酸

注云：酸者，肝木之味也。由火实制金，不能平木，则肝木自甚，故为酸也。法宜湿药散之，亦犹解表之义也。使肠胃结滞开通，怫热散而和之。若久喜酸而不已，不宜温之，宜以寒药下之，后以凉药调之，结散热去，则气和也。

4. 暴注

注云：卒暴注泄，肠胃热甚，则传化失常，火性疾速，故如是也。

5. 下迫

注云：后重里急，窘迫急痛也。火性急速，而能燥物故也。

6. 转筋

注云：转，反戾也，热气燥烁于筋，则挛瘛而痛也。所谓转者，动也，阳动阴静，热证明矣。多因热甚，霍乱吐泻，以致脾胃土衰，则肝木自甚，而热燥于筋，故转筋也。大法曰：渴则为热，凡霍乱转筋而不渴者，未之有也。或不因吐泻，而但外冒于风，腠理闭密，阳气郁结，怫热内作，热燥于筋，则转筋也。故诸转筋，以汤渍之，而使腠理开泄，阳气散而愈也。因汤渍之而愈，故反疑为寒也。

7. 小便浑浊

注云：天气热则水浑浊，寒则水清洁，水体清，火体浊故也。又如清水为汤，则自然浊也。

腹胀大而鼓之有声如鼓

注云：气为阳，阳为热，气甚则然也。

8. 痈

注云：浅而大也。经曰：热胜血则为痈脓也。

9. 疽

注云：深而恶也。

10. 疡

注云：有头小疮也。

11. 疹

注云：浮而小瘾疹也。

12. 瘤气

注云：赤瘤丹熛，热胜气也，火之色也。

13. 结核

注云：火气热甚，则郁结坚硬如果中核也，不必溃发，但以热气散，则自消也。

14. 吐下霍乱

注云：三焦为水谷传化之路，热气甚，则传化失常，而吐下霍乱，火性燥动故也。大法曰：吐利烦渴为热，不渴为寒。或热吐泻，始得之亦有不渴者，若不止，则亡液而后必渴也。或寒本不渴，若不止，亡津液过多，则亦燥而渴也。若寒者，脉当沉细而迟；热者，脉当实大而数。或损气亡液过极，则脉亦不能实数，而反缓弱也，虽尔，亦不为热矣。

15. 瞀

注云：昏也，热气甚，则浊乱昏昧也。

16. 郁

注云；怫热结滞，而气不通畅也。所谓热甚则腠理闭密而郁结也。则如火炼物，反相合而不离也。故热郁则闭塞不通畅也。然寒水主于闭藏，而今反属热者，谓火热亢甚，则反兼水化制之故也。

17. 肿胀

注云：热胜于内，则气郁而为肿也。阳热气甚则腹胀。火主长而高茂，形貌彰显，升明舒荣，皆肿胀之象也。

18. 鼻窒

注云：窒，塞也。火主膹腫肿胀，故阳明热，而鼻中膹胀，则窒塞也。

19. 鼽

注云：鼽者，鼻出清涕也。夫五常之道，微则当其本化，甚则兼其鬼贼，故经曰：亢则害，承乃制也。由是肝热甚则出泣，心热甚则出汗，脾热甚则出涎，肺热甚则出涕，肾热甚则出唾。此乃寒伤皮毛，则腠理闭密，阳热怫郁，而病愈甚也。

20. 衄

注云：阳热怫郁于足阳明，而上热甚，则血妄行为鼻衄也。

21. 血溢

注云：血溢者，上出也，心养于血，故热甚则血有余而妄行也。

22. 血泄

注云：热在下焦，而大小便血也。

23. 淋

注云：小便涩痛，热客膀胱，郁结而不能渗泄故也。可用开结利小便之寒药，以使结散热退，血气宣通，荣卫和平，精神情利而已。

24. 闷

注云：大便涩滞也。热耗其液，则粪坚结，大肠燥涩紧敛故也。俗谓风热结者，谓火甚则制金，不能平木，则肝木自甚故也。或大便溏而闷者，燥热在乎肠胃之外，而湿热在内故也。

25. 身热，恶寒

注云：此热在表也，邪热在表而浅，邪畏其正，故病热而反恶寒也。仲景云：无阳不可发汗。又云：身热恶寒，麻黄汤汗之，汗泄热去，身凉即愈。

26. 战栗

注云：战栗动摇，火之象也。阳动阴静，而水火相反。故厥逆禁固，屈伸不便，为病寒也。栗者，寒冷也。此由心火热甚，亢极而战，反兼水化制之，故寒栗。然寒栗者，由火甚似水，实非兼有寒气也。故以大承气汤下之，多有燥粪，下后热退，战栗愈矣。

27. 惊

注云：心卒动而不宁也。火主于动，心火热甚故也。虽尔，止为热极于里，乃火极而似水，则喜惊也。反兼肾之恐者，亢则害，承乃制故也。

28. 惑

注云：疑惑、犹豫、浊乱，而志不一也。象火参差而惑乱，故火实则水衰，失志而惑乱也。志者，肾水之神也。

29. 悲

注云：金肺之志也。金本燥，能令燥者，火也。所谓悲泣五液俱出者，火热亢极，而反兼水化之故也。

30. 笑

注云：蕃茂鲜淑，舒荣彰显，火之化也，故喜为心火之志也。喜极而笑者，犹燔烁火喜而鸣，笑之象也。

31. 谵

注云：多言也。言为心声，犹火燔而鸣，故心火热则多言，犹心醉而热，故多言也。

32. 妄

注云：虚妄也。火为阳，故外清明而内浊昧，其主动乱。故心火热甚，则肾水衰而志不专一，虚妄见闻，而自为问答，则神志失常，而如见鬼神也。

33. 衄蔑血污

注云：血出也。污，浊也。心火热极，则血有余；热气上甚，则为血溢。热势亢极，则燥而污浊；亢则害，承乃制，则色兼黑而为紫也。（《医学启源·卷之中·六气病解》）

（三）湿

湿者，太阴湿土，乃脾胃之气也。

诸痉强直，积饮痞隔中满，霍乱吐下，体重胕肿，肉如泥，按之不起，皆属于湿。

1. 诸痉强直

注云：筋劲强直，而不柔和也，土主安静故也。阴痉曰柔痉，阳痉曰刚痉，亢则害，承乃制，故湿过极，则反兼风化制之。然，兼化者，虚象也，实非风也，治风则误。

2. 积饮

注云：留饮积蓄而不散也。水得燥则消散，湿则不消，以为积饮，土湿主痞故也。

3. 痞

注云：与否同，不通泰也，谓纹理闭密，而为痞也。

4. 隔

注云：阻滞也，谓肠胃隔绝，而传化失常也。

5. 中满

注云：湿为积聚痞隔，而土主形体，位在中央，故中满也。

6. 霍乱吐下

注云：湿为留饮，为痞隔，而传化失常，故甚则霍乱吐泻也。大法曰：若利色青者，肝木之色，由火甚制金，使金不能平木，则肝自甚，故色青也。或言利色青为寒者，误也。则如仲景曰：少阴病，下利清水，色纯青者，热在里也，大承气汤下之。及小儿热甚急惊，利色多青，为热明矣。利色黄者，由火甚则水必衰，而脾土自王，故色黄也。利色红者为热，心火之色也；或赤者，热深也。利色黑而反为热者，由火盛过极，而反兼水化制之，故色黑也。则如伤寒阳明热病，则日晡潮热，甚则不识人，循衣摸床，如见鬼状，独语，法当大承气汤下之。大便不黑者易治，黑则难治也。诸痢同法。然辨痢色以明寒热者，更当审其饮食药物之色也。则如小儿病热，吐利霍乱，其乳未及消化，而痢尚白者，不可便言是寒，当以脉证别之。又法曰：凡泄利，小便清白，不涩为寒，赤涩者为热也。又法曰：完谷不化，而色不变，吐利腥秽，澄澈清冷，小便不涩，身凉不渴，脉迟细而微者，寒证也。谷虽不化，其色变非白，烦渴，小便赤黄而或涩者，热证也。凡谷消化者，无问他证，便为热也。

7. 体重

注云：轻清为天，重浊为地，故土湿为病，则体重痞宜也。

胕肿，肉如泥，按之不起

注云：按之不起，泥之象也，土过湿则为泥。湿为病也，积饮痞隔，中满体重，霍乱吐下，故甚则胕肿也。（《医学启源·卷之中·六气病解》）

（四）火

火者，少阳相火之热，乃心包络、三焦之气也。

诸热瞀瘛，暴喑冒昧，躁扰狂越，骂詈惊骇，胕肿疼酸，气逆冲上，禁栗如丧神守，嚏呕，疮疡喉痹，耳鸣或聋，呕涌溢，食不下，目昧不明，暴注䀮瘛，暴病卒死，是皆属于火。

1. 瞀

注云：昏也。则如酒醉而心火热甚，则神浊昧而瞀昏也。

2. 瘛

注云：动也。惕跳动瘛，火之体也。

3. 暴喑

注云：卒痖也。金肺主声，火旺水衰，热乘金肺，而神浊气郁，则暴喑而无声也。

4. 冒昧

注云：冒，昏冒也；昧，昏暗也。气热则神浊冒昧，火之体也。

5. 躁扰

注云：躁动烦热，扰乱而不宁，火之体也。热甚于外，则肢体躁扰；热甚于内，则神志躁动，反覆颠倒，懊憹烦心，不得眠也。由水衰而火之动也，故心胸躁动，谓之怔忪，俗云心忪，皆为热也。

6. 狂越

注云：狂者，无正定也；越者，乖越理法而失常也。夫外清内浊，动乱参差，火之体也；静顺清朗，准则信平，水之体也。由是肾水主智，而水火相反，故心火旺则肾水衰，乃失志而狂越也。凡发热于中，则多干阳明胃经也，故经云：阳明之厥，面赤而热，妄言。

7. 骂詈

注云：言为心之声也。骂詈，言之恶也。今病阳实阴虚，则水弱火强，制金而不能平木，而善言恶发，骂詈不避亲疏，本火热之所生也。

8. 惊骇

注云：惊骇者，惊愕也，火之用也。

9. 胕肿

注云：热胜肉而阳气郁滞故也。

10. 疼酸

注云：酸疼也。由火实制金，不能平木，则木王而为兼化，故酸疼也。

11. 气逆冲上

注云：火气炎上故也。

12. 禁栗如丧神守

注云：战栗禁冷也。如丧神守者，神能御形，而反禁栗，则如丧失保守形体之神也。

13. 嚏

注云：鼻中因痒，气喷作声也。鼻为肺窍，痒为火化，心火邪热，干于阳明，发于鼻而痒，则嚏也。

14. 疮疡

注云：君火化同也。

15. 喉痹

注云：痹，不仁也，俗作闭，犹塞也。火主肿胀，故热客于上焦，而咽嗌肿胀也。

16. 耳鸣

注云：有声非妄闻也。耳为肾窍，交会手太阳、少阴，足厥阴、少阴、少阳之经，若水虚火实，而热气上甚，客其经络，冲于耳中，则鼓其听户，随其脉气微甚而作音声也。故经曰：阳气为物，上甚而跃，故耳鸣也。然音在耳中，故微亦闻之也。

17. 聋

注云：聋为肾虚冷，俗已误之矣。夫《正理》曰：心火本热，衰则寒矣；肾水本寒，衰则热矣。肾水既少，岂能反为寒邪？故经言：足少阴肾水虚，则腹满身重，濡泻，疮疡，大便难，口苦，舌干，咽肿，上气，嗌干及痛，烦心心痛，黄疸，肠澼下血，皆热证也。凡治聋者，适其所宜，若热证已退，其聋不已者，当以辛热发之；二三服不愈者，不可久服，恐热极而成他病耳。若聋有热证相兼者，宜以散风退热凉药调之，热退结散而愈也。然聋甚闭绝，亦为难矣。慎不可攻之，过极，则伤正气也。

18. 呕涌溢，食不下

注云：火气炎上故也。胃膈热甚，则传化失常故也。

19. 目昧不明

注云：目赤肿痛，翳膜眦伤，皆为热也。经云：热甚目瞑，眼黑也。仲景言伤寒病：热极则目不识人，乃目盲也。《正理》曰：由热甚怫郁于目，而致之然也。

20. 暴注

注云：卒泻，与君火义同。

21. 瞤瘛

注云：惕跳动也。火主动，故夏热则脉洪大而长，瞤瘛之象也。

22. 暴病卒死

注云：火性速疾故也。或心火暴甚，而肾水衰弱，不能制之，热气怫郁，心神昏冒，则筋骨不用，卒倒而无所知，是为僵扑也。甚则水化制火，热甚而生涎，至极即死也。俗云暗风，由火甚制金，不能平木，故风木自甚也。肥人腠理致密，而多郁滞，气血难以通利，若阳热又甚而郁结，甚则故卒中也。瘦人反中风者，由暴然阳热太甚，而郁结不通故也。（《医学启源·卷之中·六气病解》）

（五）燥

燥者，阳明燥金，乃肺与大肠之气也。

诸涩枯涸，干劲皲揭，皆属于燥。

1. 涩

注云：凡物湿润则滑泽，干燥则涩滞，燥湿相反故也。如遍身中外涩滞，皆属燥金之化，故秋脉涩。涩，涩也。或麻者，亦由涩也。由水液衰少而燥涩，气行壅滞，而不得滑泽通利，气强攻冲，而为麻也。俗方多用乌附辈者，令气因之冲开道路，以得通利，气行，故麻愈也。无热证，即当此法，治之甚佳。或风热胜湿为燥，因而病麻，则宜以退风散热，活血养液，润燥通气之凉药调之，则麻自愈也。治诸燥涩，只如此法是也。

2. 枯涸，干劲

注云：枯，不荣王也；涸，无水液也；乾，不滋润也；劲，不柔和也。然春秋相反，燥湿不同故也。大法曰：身表热为热在表，渴饮水为热在里；身热饮水，表里俱有热；身凉不渴，表里俱无热。经所不取火化渴者，谓渴非特为热，如病寒吐利，亡液过极，则亦燥而渴也；虽病风热，而液尚未衰，则亦不渴也。岂可止言渴为热，而痞为寒也。

3. 皲揭

注云：皮肤启裂也。乾为天，为燥金；坤为地，为湿土。天地相反，燥湿异用，故燥金主于紧敛，故秋脉紧细而微；而湿土主于纵缓，故六月其脉缓大而长也。如地湿则纵缓滑泽，干则紧敛燥涩，皴揭之理明矣。俗言皴揭为风者，由风能胜湿，而为燥故也。经云：厥阴所至，为风府，为璺启，由风胜湿而为燥也。（《医学启源·卷之中·六气病解》）

（六）寒

寒者，太阳寒水，乃肾与膀胱之气也。

诸病上下所出水液，澄澈清冷，癥瘕㿗疝，痞坚，腹满急痛，下利清白，食已不饥，吐利腥秽，屈伸不便，厥逆禁固，皆属于寒。

诸病上下所出水液，澄澈清冷

注云：澄澈而不浑浊也。水体清净，而其气寒冷，故水谷不化，而吐利清冷，水液为病寒也。如天气寒，则浊水自然澄清也。

1. 癥

犹征也。注云：腹中坚硬，按之应手，谓之癥也。水体柔顺，而今反坚硬如地体者，亢则害，承乃制也。故病湿过极而为痓，反兼风化制之也。风病过极而反燥，筋脉劲急，反兼金化制之也。燥病过极而烦渴，反兼火化制之也。热病过极而反出五液，或为战栗恶寒，反兼水化制之也。其为治者，俾以泻其过极之气，以为病本，不可反误治其兼化也。夫五常之道，甚而无以制之，则造化息矣。如春木王而多风，风大则反凉，是反兼金化制其木也。大凉之下，天气反温，乃火化承其金也。夏火热极，体反出液，是反兼水化制其火也。因而湿蒸云雨，乃土化承于水也。雨湿过极，而兼烈风，乃木化制其土也。飘骤之下，秋气反凉，乃金化承于木也。凉极而反燥，乃火化制其金也。因而以为冬寒，乃水化承于火也。寒极则水凝如地，乃土化制其水也。凝冻极而起东风，乃木化承土而成岁也。凡不明病之标本者，由未知此变化之道也。

2. 瘕

注云：腹中虽硬，而忽聚忽散，无有常准。经曰：血不流而寒薄，故血内凝不流而成瘕也。一云：腹内积病也。又曰：小肠移热于大肠，为伏瘕，为沉。注曰：小肠热以传入大肠，两热相搏，则血溢而为虙瘕也。血涩不利，则月事沈滞而不行，故云为虙瘕、为沉虑。乃或阳气郁结，佛热壅滞而坚硬不消者，非寒瘕也，宜以脉证别之。瘕一为疝，传写之误。

3. 癞疝

注云：小腹连卵肿急绞痛也，寒主拘缩故也。寒极而土化制之，故肿满也。经云：丈夫癞疝，谓阴器连小腹急痛也。经注曰：寒气聚而为疝也。脉急者，寒之象也。然，寒则脉当短小而迟，今言急者，非急数而洪也，由紧脉主病，急为痛甚也。病寒缩急，亦短小也。所以有痛而脉紧急者，脉为心所养也。凡气为痛，则心神不宁而紧急，不得舒缓，故脉亦从之而见也。欲如何气为其痛者，诊其紧急相兼之脉可知矣。如紧急洪数，则为热痛之类也。

4. 坚痞，腹满急痛

注云：寒主拘缩，故急痛也。寒极则血脉凝沍，而反兼土化制之，故坚痞而腹痛也。或热郁于内，而腹满坚结痛者，不可言为寒也，当以脉别之。

下利清白

注云：寒则清净明白故也。

5. 食已不饥

注云：胃热则消谷善饥，故病寒则食虽已而不饥也。胃膈润泽，而无燥热故也。或邪热不杀谷，而腹热胀满，虽数日而不食，亦不饥者，不可言为寒也。由阳热太甚而郁结，传化失常，故虽不食。亦不饥也。二证以脉别之自见。

6. 吐利腥秽

注云：肠胃寒而传化失常，我子能制鬼贼，则己当自实，故寒胜火衰金王，而吐利腥秽也。腥者，金之臭也，由是热则吐利酸臭，而寒则吐利腥秽也。亦犹饭浆，热则喜酸，寒则水腥也。

7. 屈伸不利，厥逆禁固

注云：阴水主于清净，故病寒则四肢逆冷，而禁止坚固，舒卷不便利也。故冬脉沉而短以敦，病之象也，或病寒尚微，而未至于厥逆者，不可反以为热；或热甚而成阳厥者，不可反以为病寒也。然阴厥者之病脉候，皆为阴证，身凉不渴，脉迟细而微，未尝见于阳证也。其阳厥者之病脉证，皆为阳证，热极而反厥，时复反温，虽厥而烦渴谵妄，身热而脉数也。若阳厥极深，而至身冷，反见阴脉，而欲绝者，止为热极而欲死也。经曰：一阴一阳之谓道，偏阴偏阳之谓疾，阴阳以平为和，以偏为病，万物皆负阴抱阳而生，故孤阴不长，独阳不成；是以阳气极甚，而阴气极衰，则阳气怫郁，阴阳偏倾，而不能宣行，则阳气蓄聚于内，而不能营运于四肢，则手足厥冷为阳厥。仲景曰：热深则厥亦深，热微则厥亦微。又曰：厥当下之，下后厥愈。当以凉药养阴退阳，凉膈散、调胃承气汤下之是也。大凡治病者，必先明其标本，标者末，本者根源也。故经曰：先病为本，后病为标。又曰：标本相传，先以治其急者。又言：六气为本，三阴三阳为标，故病气为本，受病经络脏腑谓之标。夫标本微甚，治以逆从，不可不通也。故经曰：知逆与从，正行无问；明知标本，万举万当；不知标本，是谓妄行。正此谓也。

（《医学启源·卷之中·六气病解》）

四、三感之病

《内经》治法云：天之邪气感，则害人五脏，肝、心、脾、肺、肾，实而不满，可下之而已。水谷之寒热感，则害人六腑，胆、胃、三焦、膀胱、大肠、小肠，满而不实，可吐之而已。地之湿气感，则害人肌肤，从外而入，可汗而已。

（《医学启源·卷之上·三感之病》）

五、四因之病

注云：外有风寒暑湿，天之四令，无形者也；内有饥饱劳逸，亦人之四令，有形者也。

一者，始因气动而内有所成者，谓积聚癥瘕，瘤气、瘿气、结核，狂瞀癫痫。

二者，始因气动而外有所成者，谓痈肿疮疡，疥癣疽痔，掉瘛浮肿，目赤嫖胗者瘛，胕肿痛痒。

三者，不因气动而病生于内者，谓留饮癖食，饥饱劳逸，宿食霍乱，悲恐喜怒，想慕忧结。

四者，不因气动而病生于外者，谓瘴气魅贼，虫蛇蛊毒，蜚尸鬼击，冲薄坠堕，风寒暑湿，斫射刺割等。

（《医学启源·卷之上·四因之病》）

六、五郁之病 _{注云：五运之法也}

木郁之病，肝酸木风。

注云：故民病胃脘当心而痛，四肢两协，咽膈不通，饮食不下，甚则耳鸣眩转，目不识人，善暴僵扑，筋骨强直而不用，卒倒而无所知也。经曰：木郁则达之，谓吐令其调达也。

火郁之病，心苦火暑。

注云：故民病少气，疮疡痈肿，胁腹胸背，面首四肢，䐜膹胪胀，疡痱呕逆，瘛疭骨痛，节乃有动，注下温疟，腹中暴痛，血溢流注，精液乃少，目赤心热，甚至瞀闷懊恼，善暴死。经曰：火郁发之，谓汗令其发散也。

土郁之病，脾甘土湿。

注云：故民病心腹胀，肠鸣而为数便，甚则心痛胁膹，呕吐霍乱，饮发注下，胕肿身重，则脾热之生也。经曰：土郁夺之，谓下之令无壅滞也。

金郁之病，肺辛金燥。

注云：故民病咳逆，心胁满，引少腹，善暴痛，不可反侧，嗌干面尘色恶，乃金胜木而病也。经曰：金郁泄之，解表利小便也。

水郁之病，肾咸水寒。

注云：故民病寒客心痛，腰椎痛，大关节不利，屈伸不便，善厥逆，痞坚腹满，阴乘阳也。经曰：水郁折之，谓抑之制其冲逆也。

五运之政，犹权衡也，高者抑之，下者举之，化者应之，变者复之，此生长化收藏之理也，失常则天地四塞也。

（《医学启源·卷之上·五郁之病》）

七、六气主治要法

大寒丑上，初之气，自大寒至春分，厥阴风木之位，一阳用事，其气微。故曰少阳得甲子元头，常以大寒初交之气，分以六周甲子，以应六气下。十二月、正月、二月少阳，三阴三阳亦同。

注云：初之气为病，多发咳嗽，风痰，风厥，涎潮，痹塞口歪，半身不遂，失音，风癫，风中妇人，胃中留饮，脐腹微痛，呕逆恶心，旋运惊悸，阳狂心风，搐搦颤掉。初之气依《内经》在上者宜吐，在下者宜下。

春分卯上，二之气，春分至小满，少阴君火之位，阳气动清明之间，有阳明之位也。

注云：二之气为病，多发风湿风热。经曰：风伤于阳，湿伤于阴，微则头痛身热，发作风湿之候，风伤于血也，湿伤于胃气也。是以风湿为病，阴阳俱虚，而脉浮，汗出，身重，眠多鼻息，语言难出。以上二证，不宜热药，下之必死。二之气病，宜以桂枝麻黄汤发汗而已。

小满巳上，三之气，小满至大暑，少阳相火之位，阳气发万物俱盛，故云太阳旺。其脉洪大而长，天气并万物人脉盛。

注云：三之气为病，多发热，皆传足经者多矣，太阳、阳明、少阳、太阴、厥阴、少阴。太阳者，发热恶寒，头项痛，腰背强。阳明者，肌痛目痛，鼻干不得卧。少阳胸胁痛，耳聋，口苦，寒热往来而呕。此三阳属热。太阴者，腹满咽干，手足自温，自利不渴，或腹满时痛。少阴，口燥舌干而渴。厥阴烦满，舌卷囊缩，喘热闷乱，四肢厥冷，爪甲青色。三之气病，宜下清上凉及温养，不宜用巴豆热药下之。

大暑未上，四之气，大暑至秋分，太阴湿土之位，阳气发散之后，阴已用事，故曰太阴旺，此三阴三阳，与天气标本阴阳异矣。脉缓大而长，燥金旺；紧细短涩，以万物干燥，明可见矣。

注云：四之气为病，多发暑气，头痛身热，发渴，不宜作热病治宜以白虎汤，得此病不传染，次发脾泄，胃泄，大肠泄，小肠泄，大瘕泄，霍乱吐泻，白利及赤白相杂，米谷不消，肠鸣切痛，面浮足肿，目黄口干，胀满气痞，手足无力，小儿亦如之。四之气病宜渗泄，五苓之类是也。

秋分酉上，五之气，秋分至小雪，阳明燥金之位，阳衰阴盛，故曰金气旺，其脉细而微。

注云：五之气为病，多发喘息，呕逆咳嗽，及妇人寒热往来，瘤疟瘅痔，消渴中满，小儿斑疹痘疮。五之气病，宜以大柴胡汤解治表里。

小雪亥上，终之气，小雪至大寒，太阳寒水之位，阴极而尽，天气所收，故曰厥阴旺。厥者，极也，其脉沉短而微。万物收藏在内，寒气闭塞肤腠，气液不能越，故脉微也。

注云：终之气为病，多发风寒，风痰湿痹，四肢不收。秋尽冬水复旺，水湿相搏，肺气又衰，冬寒甚，故发则收引，病厥痿弱无以运用。水液澄澈清冷，大寒之疾，积滞瘕块，寒疝血瘕。终之气病，宜破积发汗之药是也。

（《医学启源·卷之上·六气主治要法》）

八、三才治法禁忌

可下而不下，使人心腹胀满，烦乱鼓胀；可汗而不汗，则使人毛孔闭塞，闷绝而终；可吐而不吐，则使人结胸上喘，水食不入而死。

（《医学启源·卷之上·三才治法》）

第三节 主治用药心法

一、随证治病用药

头痛须用川芎，如不愈，各加引经药，太阳蔓荆，阳明白芷，少阳柴胡，太阴苍术，少阴细辛，厥阴吴茱萸。

顶颠痛，用藁本，去川芎。肢节痛，用羌活，风湿亦用之。小腹痛，用青皮、桂、茴香。腹痛用芍药，恶寒而痛加桂；恶热而痛加黄柏。腹中窄狭，用苍术、麦芽。下部腹痛用川楝子。腹胀用姜制厚朴、紫草。腹中实热，用大黄、芒硝。心下痞，用枳实、黄连。肌热去痰，用黄芩；肌热亦用黄芪。虚热，用黄芪，亦止虚汗。胁下痛，往来寒热，用柴胡。胃脘痛，用草豆蔻。气刺痛，用枳壳，看何经，分以引经药导之。眼痛不可忍者，用黄连、当归根，以酒浸煎。茎中痛，用甘草梢。脾胃受湿，沉困无力，怠惰嗜卧，去痰，用白术、枳实、半夏、防风、苦参、泽泻、苍术。破滞气，用枳壳，高者用之，能损胸中至高之气，三二服而已。陈皮、韭白、木香、白豆蔻、茯苓。调气用木香、香附子、丁、檀、沉。补气用人参，用膏、粳米。去滞气用青皮，多则泻元气。破滞血用桃仁、苏木、红花、茜根、延胡索、郁李仁。补血不足，用甘草、当归、阿胶。和血用当归，凡血受病皆用。血刺痛用当归，详上下用根梢。上部血，防风使，牡丹皮、剪草、天麦二门冬。中部血，黄连使。下部血，地榆使。新血红色，生地黄；陈血瘀色，熟地黄。祛痰用半夏，热痰加黄芩，风痰加南星。胸中寒邪痞塞，用陈皮、白术。然，多则泻脾胃。嗽用五味、杏仁、贝母，去上焦湿及热，须用黄芩，泻肺火故也。去中焦湿与痛，用黄连，泻心火故也。去下焦湿肿及痛，并膀胱火，必用汉防己、草龙胆、黄柏、知母。渴者用干葛、茯苓、天花粉、乌梅，禁半夏。心烦，用栀子仁、牛黄、朱砂、犀角、茯苓。饮水多致伤脾，用白术、茯苓、猪苓。喘用阿胶。宿水不消，用黄连、枳壳。水泻，用白术、茯苓、芍药。肾燥用香豉。疮痛不可忍者，用苦寒药，如黄芩、黄连，详上下分根梢及引经药则可。小便黄用黄柏，涩者加泽泻，余沥者加杜仲。惊悸恍惚，用茯神、金虎睛珠。凡春加防风、升麻；夏加黄芩、知母、白芍药；秋加泽泻、茯苓；冬加桂、桂枝。凡用纯寒纯热药，必用甘草，以缓其力也；寒热相杂，亦用甘草，调和其性也；中满者禁用。经曰：中满勿食甘。

（《医学启源·卷之上·主治心法》）

二、 用药凡例

凡解利伤风，以防风为君，甘草、白术为佐。经曰：辛甘发散为阳。风宜辛散，防风味辛，乃治风通用，故防风为君，甘草、白术为佐。

凡解利伤寒，以甘草为君，防风、白术为佐，是其寒宜甘发散也。或有别证，于前随证治病药内选用，其分两以君臣论。

凡水泻，茯苓、白术为君，芍药、甘草佐之。

凡诸风，以防风为君，随证加药为佐。

凡嗽，以五味子为君，有痰者半夏为佐，喘者阿胶为佐，有热无热，俱用黄芩为佐，但分两多寡不同耳。

凡小便不利，黄柏、知母为君，茯苓、泽泻为使。

凡下焦有湿，草龙胆、汉防己为君，黄柏、甘草为佐。

凡痔漏，以苍术、防风为君，甘草、芍药为佐，详别证加减。

凡诸疮，以黄连为君，甘草、黄芩为佐。

凡疟疾，以柴胡为君，随所发之时，所属之经，分用引经药佐之。

以上皆用药之大要，更详别证，于前随证治病药内，逐款加减用之。

(《医学启源·卷之上·主治心法》)

第四章

医疗实践

第一节　治疗诸病经验

一、外感论治

解利外感

伤风者恶风，用防风二钱，麻黄一钱，甘草一钱。如头痛，加川芎一钱；项下脊旁至腰痛者，羌活一钱；体沉重，制苍术一钱；肢节痛，羌活一钱；目痛鼻干及痛，升麻一钱；或干呕，或寒热，或胁下痛者，俱加柴胡一钱。

伤寒恶寒者，麻黄二钱，防风一钱，炙甘草一钱；头沉闷者，羌活一钱。

伤寒表热，服石膏、知母、甘草、滑石、葱、豉之类寒药，汗出即解。如热病半在表、半在里，服小柴胡汤能令汗出而愈者。热甚，服大柴胡汤之下；更甚者，小承气汤下之；里热大甚者，调胃承气汤下之，或大承气汤下之。发黄者，茵陈汤下之；结胸中，陷胸汤下之。此皆大寒之利药也。又言：身恶寒，麻黄汤汗泄之，热去身凉即愈。

（《医学启源·卷之上·主治心法》）

二、 杂病论治

（一）内科

中风

手足不遂者，中腑也，病在表也，当先发汗，羌活、防风、升麻、柴胡、甘草各二钱，作一服，取发汗，然后行经养血，当归、秦艽、甘草、独活各一两，行经者，随经用之。

耳聋目瞀及口偏，邪中脏也，病在里也，当先疏大便，然后行经。白芷、柴胡、防风、独活各一两，又川芎半两，薄荷半两。

上为末，炼蜜丸弹子大，每服一丸，细嚼，温酒下，茶清亦可。（《医学启源·卷之上·主治心法》）

咳嗽

咳嗽有声无痰者，生姜、杏仁、升麻、五味子、防风、桔梗、甘草。无声有痰者，半夏、白术、五味子、防风、枳壳、甘草，冬月须加麻黄、陈皮少许。有声有痰者，白术与半夏、五味子、防风。久不愈者，枳壳、阿胶。痰有五证，风、气、热、寒、温也，详见《活法机要》中。（《医学启源·卷之上·主治心法》）

伤寒热食物

伤西瓜、冷水、牛乳寒湿之物，白术二钱，川乌半钱，防风一钱，丁香一个，炙甘草一钱。

伤羊肉、面、马乳皆湿热之物，白术一钱，黄连一钱，大黄二钱，炙甘草半钱，制黄芩一钱。

以上二证，腹痛加白芍药一钱；心下痞，枳实一钱；腹胀，厚朴半钱；胸中不利，枳壳半钱；腹中寒，陈皮三分；渴者，白茯苓一钱；腹中窄狭，苍术一钱；肢体沉重，制苍术一钱；因怒而伤者，甘草半钱；因忧而伤者，枳壳半钱；因喜而伤者，五味子半钱；因悲而伤者，人参半钱。大抵伤冷物以巴豆为君，伤热物以大黄为君，详认病证，添加为佐之药，或丸或散均可也。（《医学启源·卷之上·主治心法》）

泻痢水泄

凡痢疾腹痛，以白芍药、甘草为君，当归、白术为佐，见血先后，分三焦热论。凡泻痢小便白，不涩为寒，赤涩为热也。又法曰：完谷不化，而色不变，吐利腥秽，澄澈清冷，小便清白不涩，身凉不渴，脉细而微者，寒证也。谷虽不化，而色变非白，烦渴，小便赤黄而或涩者，热证也。凡谷消化，无问他证及色变，便为热也。寒泄而谷消化者，未之有也。泻痢，白术、甘草；水泻，米谷不化，防风；伤食微加大黄；腹胀，厚朴；渴者，白茯苓；腹痛，白芍药、甘草为主；冬月，白芍药一半，白术一半；夏月，制黄芩。先见脓血，后见大便者，黄柏为君，地榆佐之；脓血相杂而下者，制大黄；先大便而后脓血者，黄芩二制，皆以当归根梢，详其上下而用之；腹不痛，白芍药半之。身体困倦，目不欲开，口不欲言，黄芪、人参；沉重者，制苍术。不思饮食者，木香、藿香叶。里急，大黄、芒硝、甘草下之。后重者，木香、藿香、槟榔和之。（《医学启源·卷之上·主治心法》）

骨蒸

肺，气，石膏辛；血，黄芩苦。肾，气，知母；血，黄柏。

地骨皮，泻肾火，总治热在外。地为阴，骨为里，皮为表。牡丹皮，治包火，无汗而骨蒸。

四物内加上二味，治妇人骨蒸。知母，泻肾火。有汗而骨蒸。（《珍珠囊》）

潮热

潮热者，黄连、黄芩、生甘草。辰戌时发，加羌活；午间发，黄连；未间发，石膏；申时发，柴胡；酉时，升麻；夜间，当归根。若有寒者，加黄芪、人参、白术。（《医学启源·卷之上·主治心法》）

破伤风

脉浮在表，当汗之；脉沉在里，当下之。背后搐者，羌活、防风、独活、甘草。向前搐者，升麻、白芷、防风、独活、甘草。两傍搐者，柴胡、防风、甘草；右搐者，白芷加之。

破伤中风法

经曰：凡疮热甚郁结，而荣卫不得宣通，故多发白痂，是时疮口闭塞，气不通泄，热甚则生风也。《治法》曰：破伤中风，风热燥甚，怫郁在表，而里气尚平者，善伸数欠，筋脉拘急，或时恶寒而搐，脉浮数而弦者，以辛热治风之药，开冲结滞，荣卫宣通而愈也。凡用辛热之药，或以寒凉之药佐之尤妙，免致药不中病，而风转甚。若破伤中风，表不已，而渐入于里，则病势转甚；若里未太甚，而脉在肌肉者，宜以退风热、开结滞之寒药调之。或以微加治风辛热药，亦得以意消息，不可妄也。至宝丹亦凉药也。如热甚于里，以大承气汤下之。（《医学启源·卷之上·主治心法》）

（二）外科

疮疡

苦寒为君：黄芩、黄柏、黄连、知母、生地黄酒洗。甘温为佐：黄芪、人参、甘草。大辛解结为臣：连翘、当归、藁本。辛温活血祛瘀：当归梢、苏木、红花、牡丹皮。脉浮者为在表，宜行经：黄连、黄芩、连翘、当归、人参、木香、槟榔、黄柏、泽泻。在腰以上至头者，枳壳仍作引药，引至疮所。出毒消肿：鼠黏子。排脓：肉桂。入心引血化经汗而不溃，伤皮：王瓜根、三棱、莪术、黄药子。痛甚：芩、连、柏、知母。脉沉者在里，当疏利脏腑，利后，用前药中加大黄，取利为度，防虚实定分两。痛者，止以当归、黄芪止之。(《医学启源·卷之上·主治心法》)

疮疡

苦寒以为君：黄芩去心；黄连去须；黄柏去皮；知母去须；生地黄，但用酒洗过用之，以酒热为因也。甘寒以为佐：黄芪、人参、甘草。大辛以解结为臣：结者散之，连翘、当归去芦、藁本。通经以为使：手之三阳，手走头而头走足；足之三阴，足走脏而腹走手。

辛温活血去恶血：当归梢、苏木、红花、牡丹皮专治胃流血、凝血。

必先岁气，无伐天和：春防风、升麻；夏黄芩、知母、白芍药；秋泽泻、茯苓；冬桂、桂枝。

补胃实胃进饮食：橘皮、人参、甘草。

内实内热者：黄连、黄柏、知母。

表虚表寒者：黄芪、人参、桂枝内发在外。

气虚气弱者：陈皮、黄芪、人参入脾。

气实气结者：青皮、厚朴、木香、沉香。

血虚者：生地黄、当归身。

血实、恶血积聚者：当归梢、苏木、红花。

散阴疮之结聚排脓者：肉桂入心，引血化汗化脓。

出疮毒消疮肿：黍黏子，用半生半熟，解表里。一名大力子、牛蒡子、恶实子。

疮出膈以上，须用防风上节、羌活、桔梗，此一味为舟楫，使诸药不能下沉。

疮出身中以下：须用酒水中半盏。

疮坚而不溃者：昆布、王瓜根、广茂、京三棱。

疮痛甚者：加用黄芩、黄连、黄柏、知母。

十二经中但有疮，皆血结气聚，必用连翘。

疮发而渴者：加葛根。

疮出而呕吐者：半夏、姜屑。

疮出而烦闷者：黄连。

疮出而饮水者：泽泻、茯苓。

疮出而大便不通者：煨大黄。

大便结燥而难得者：桃仁、麻子仁、郁李仁。

上焦有疮者：须用黄芩酒洗。

中焦有疮：须用黄连酒洗。

下焦有疮：须用黄柏、知母、防己，俱酒洗。

先有燥热而病疮者：盖胃火受邪，当补肾水之不足，黄柏、知母。

因酒过多疮出者：当除膀胱留热，用泽泻、防尾。

泻肾火，补下焦元气：生甘草梢子。

补三焦元气，调和诸药，共力成功者：炙甘草。

马刀挟瘿须用：昆布、王瓜根、草龙胆。

马刀未破而坚者须用：广茂、京三棱。

地之湿气，湿寒伤之，外郁壅经络不行，外有大寒湿之邪，而内必生大热。当以辛温之药及行本经药，通其皮毛壅滞；内则苦寒之剂，泻其当气之不从。是其治也。(《珍珠囊》)

（三）五官

目疾

目疾暴发赤肿，羌活、防风、柴胡、香白芷、升麻、二制黄芩、黄连、甘草。白睛红，白豆蔻少许，则当归为主。去翳，谷精花、蝉蜕、瞿麦、秦皮洗。养目血，菊花。明目，蕤仁、蜀椒、龙脑。凡眼暴发赤肿，以防风、黄芩为君以泻火；和血为佐，黄连、当归是也，兼以各经药引之。凡目昏暗，以熟地黄、当归根为君，以羌活、防风、甘菊花、甘草之类为佐。(《医学启源·卷之上·主治心法》)

（四）小儿

小儿但见上窜及摇头咬牙，即是心热，黄连、甘草。目连闪，肝热，柴胡、防风、甘草。若左腮红，是肝风，与钱氏泻青丸。右腮红，肺热，与泻白散。额上红者，是心热，与黄连一味。鼻上红，是脾热，与钱氏泻黄散。颏上红者，肾热，知母、黄柏皆二制，甘草炙。

凡治小儿病，药味与大人同，只剂料等差少。如见腮，目胞赤，呵欠，嚏喷，惊悸，耳尖、手足梢冷，即是疮疹。三日后其症不减，亦不见疮苗，即以柴胡、升麻、甘草，加生姜煎，慎不可投以寒凉利脏腑之剂，使疮不能出，其祸不可测。

凡养小儿，酒肉油腻生硬冷物及生水等，不可食，自无疳癖二证。惊风搐者，与破伤风同。（《医学启源·卷之上·主治心法》）

（五）妇科

产妇临月未诞者，凡有病，先以黄芩、白术安胎，然后用治病药。发热及肌热者，黄连、黄芩、黄芪、人参。腹痛者，白芍药、甘草。感冒者，依前解利。

产后诸病，忌用白芍药、黄芩、紫胡。内恶物上冲，胸胁痛者，大黄、桃仁。血刺痛者，当归。内伤发热，黄连。渴者，白茯苓。一切诸病，各依前法，惟渴去半夏，喘嗽去人参，腹胀忌甘草。

妇人带下，举世皆曰寒，误之甚矣。所谓带下者，任脉之病也。经曰：任脉者，起于中极之下，以上毛际，循腹里，上关元，至于咽喉，上颐循面入目。注言：任脉自胞上，过带脉，贯络而上，然其病所发，正在带脉之分，而淋沥以下，故曰带下也。其赤白说者，与痢义同，而无独寒者。法曰：头目昏眩，口苦舌干，嗌咽不利，小便赤涩，大便涩滞，脉实而数者，皆热证也。（《医学启源·卷之上·主治心法》）

第二节 易水学派诸弟子医案

养正积自除

真定王君用，年一十九岁，病积。脐左连胁如覆杯，腹胀如鼓，多青络脉，喘不能卧。时值暑雨，加之自利完谷，日晡潮热，夜有盗汗，以危急来求。予往视之，脉得浮数，按之有力。谓病家曰：凡治积非有毒之剂攻之则不可，今脉虚弱如此，岂敢以常法治之。遂投分渗益胃之剂，数服而清便自调。杂以升降阴阳，进食和气，而腹大减。胃气稍平，问以削之，不月余良愈。先师尝曰，洁古老人有云：养正积自除，犹之满坐皆君子，纵有一小人，自无容地而出。今令真气实、胃气强，积自消矣。洁古之言，岂欺我哉！《内经》云：大积大聚，衰其大半而止。满实中有积气，大毒之剂尚不可过，况虚中有积者乎！此亦治积之一端也。邪正虚实，宜精审焉。（《卫生宝鉴》）

消渴治法并方

生津甘露饮子治膈消大渴，饮水无度，舌上赤涩，上下齿皆麻，舌根强硬肿痛，食不下，腹时胀满疼痛，浑身色黄，目白睛黄，甚则四肢瘦弱无力，面尘脱色，胁下急痛，善嚏善怒，健忘，臀肉腰背疼寒，两足冷甚。顺德安抚张耘夫，年四十五岁。病消渴，舌上赤裂，饮水无度，小便数多。先师以此药治之，旬日良愈。古人云：消渴多传疮疡，以成不救之疾。既效亦不传疮疡，享年七十五岁，终。名之曰生津甘露饮。

人参　山栀子　甘草炙　知母酒洗　姜黄　升麻各二钱　白芷　白豆蔻　荜澄茄　甘草各一钱　白葵兰香　当归　麦门冬各半钱　黄柏酒拌　石膏各二钱半，一方石膏用一两一钱　连翘一钱　杏仁一钱半　木香　黄连　柴胡各三分　桔梗三钱　全蝎二个　藿香二分上为末，汤浸蒸饼和成剂，捻作饼子，晒半干，杵筛如米大。食后每服二钱，抄在掌内，以舌舐之，随津咽下。或白汤少许送亦可。此治制之缓也，不惟不成中满，亦不传疮疡下消矣。

论曰：消之为病，燥热之气盛也。《内经》云：热淫所胜，佐以甘苦，以甘泻之。热则伤气，气伤则无润，折热补气，非甘寒之剂不能，故以石膏、甘草之甘寒为君。启玄子云：滋水之源以镇阳光。故以黄连、黄柏、栀子、知母之苦寒泻热补水为臣。以当归、麦门冬、杏仁、全蝎、连翘、白芷、白葵、兰香，甘辛寒和血燥润为佐。以升麻、柴胡、苦平，行阳明少阳二经，白豆蔻、木香、藿香、荜澄茄，反佐以取之。因用桔梗为舟楫，使浮而不下也。东垣先生尝谓予曰：洁古老人有云，能食而渴者，白虎倍加人参，大作汤剂多服之。不能食而渴者，钱氏白术散，倍加葛根，大作汤剂广服之。（《卫生宝鉴》）

肝胜乘脾

真定路总管刘仲美，年逾六旬，宿有脾胃虚虚寒之证。至元辛巳闰八月初，天气阴寒，因官事劳役，渴而饮冷，夜半自利两行，平旦召予诊视。其脉弦细而微，四肢冷，手心寒，唇舌皆有褐色，腹中微痛，气短而不思饮食。予思《内经》云：色青者肝也，肝属木。唇者脾也，脾属土。木来克土，故青色见于唇也。舌者心之苗，水挟木势，制火凌脾，故色青见于舌也。《难经》有云：见肝之病，则知肝当传之于脾，故先实其脾气，今脾已受肝之邪矣。洁古先师云：假令五脏胜，各刑已胜，补不胜而泻其胜，重实其不胜，微泻其胜，而以黄芪建中汤加芍药、附子主之。且芍药味酸，泻其肝木，微泻其胜。黄芪、甘草甘温，补其脾土，是重实其不胜。桂、附辛热，泻其寒水，又助阳退阴。饴糖甘温，补脾之不足。肝苦急，急食甘以缓之。生姜、大枣辛甘大温，生发脾胃升腾之气，行其荣卫，又能缓其急。每服一两，依法水煎服之，再服而愈。（《卫生宝鉴》）

阴黄治验

　　至元丙寅六月，时雨霖霪，人多病瘟疫。真定韩君祥，因劳役过度，渴饮凉茶，及食冷物，遂病头痛，肢节亦疼，身体沉重，胸满不食，自以为外感伤，用通圣散两服。药后添身体困甚，方命医治之。医以百解散发其汗，越四日，以小柴胡汤二服，后加烦热躁渴。又六日，以三一承气汤下之，躁渴尤甚。又投白虎加人参柴胡饮子之类，病愈增。又易医用黄连解毒汤、朱砂膏、至宝丹之类，至十七日后，病势转增传变，身目俱黄，肢体沉重，背恶寒，皮肤冷，心下痞硬，按之而痛，眼涩不欲开，目睛不了了，懒言语，自汗，小便利，大便了而不了，命予治之。诊其脉紧细，按之虚空，两寸脉短不及本位。此证得之因时热而多饮冷，加以寒凉药过度，助水乘心，反来侮土，先因其母，后薄其子。经云：薄所不胜乘所胜也，时值霖雨，乃寒湿相合，此为阴证发黄明也。予以茵陈附子干姜汤主之。《内经》云：寒淫于内，治以甘热，佐以苦辛，湿淫所胜，平以苦热，以淡渗之，以苦燥之。附子、干姜辛甘大热，散其中寒，故以为主；半夏、草豆蔻辛热，白术、陈皮苦甘温，健脾燥湿，故以为臣；生姜辛温以散之，泽泻甘平以渗之，枳实苦微寒，泄其痞满，茵陈苦微寒，其气轻浮，佐以姜附，能去肤腠间寒湿而退其黄，故为佐使也。煎服一两，前症减半，再服悉去。又与理中汤服之，数日气得平复。或者难曰：发黄皆以为热，今暑隆盛之时，又以热药治之，何也？予曰：理所当然，不得不然。成无己云：阴证有二，一者始外伤寒邪，阴经受之，或因食冷物伤太阴经也，二者始得阳证，以寒治之，寒凉过度，变阳为阴也。今君祥因天令暑热，冷物伤脾。过服寒凉，阴气大胜，阳气欲绝，加以阴雨，寒湿相合，发而为黄也。仲景所谓当于寒湿中求之。李思顺云：解之而寒凉过剂，泻之而逐寇伤君，正以此也。圣圣之制，岂敢越哉！或者曰，洁古之学，有自来矣。(《卫生宝鉴》)

惊痫治验

魏敬甫之子四岁，一长老摩顶授记，众僧念睨，因而大恐。遂惊搐，痰涎壅塞，目多白睛，项背强急，喉中有声，一时许方省。后每见衣皂之人，辄发。多服朱、犀、龙、麝镇坠之药，四十余日。前证仍在，又添行步动作神思如痴。命予治之，诊其脉沉弦而急。《黄帝针经》云：心脉满大，痫瘛筋挛。又肝脉小急，痫瘛筋挛。盖小儿血气未定，神气尚弱，因而惊恐，神无所依，又动于肝，肝主筋，故痫瘛筋挛。病久气弱小儿，易为虚实。多服镇坠寒凉之药，复损其气，故行步动作如痴。《内经》云：暴挛跷眩，足不任身，取天柱穴者是也。天柱穴乃足太阳之脉所发，阳痫附而行也。又云：癫痫瘛疭，不知所苦，两跷主之，男阳女阴。洁古老人云：昼发取阳跷申脉，夜发取阴跷照海，先各灸二七壮。阳跷申脉穴，在外踝下容爪甲白肉际陷中；阴跷照海穴，在足内踝下陷中是也。次与沉香天麻汤，服三剂而痊愈。

沉香天麻汤

沉香　川乌炮，去皮　益智各二钱　甘草一钱半，炙　姜屑一钱半　独活四钱　羌活五钱　天麻　黑附子炮，去皮　半夏泡　防风各三钱　当归一钱半

上十二味㕮咀，每服五钱，水二盏，姜三片，煎一盏。温服，食前。忌生冷硬物，寒处坐卧。《素问·举痛论》云：恐则气下，精竭而上焦闭。又曰：从下上者，引而去之。以羌活、独活苦温，味之薄者阴中之阳，引气上行；又入太阳之经为引用，故以为君。天麻、防风辛温以散之，当归、甘草辛甘温，以补气血不足，又养胃气，故以为臣。黑附、川乌、益智，大辛温，行阳退阴，又治客寒伤胃。肾主五液，入脾为涎，以生姜、半夏燥湿化痰。《十剂》云：重可去怯。以沉香辛温体重，清气去怯安神，故以为使。气味相合，升阳补胃，恐怯之气，自得而平矣。(《卫生宝鉴》)

阳狂

彰德张相公子谊夫之妻许氏，乃状元许先之女，绍明之妹也。

病阳厥怒狂，发时饮食四五倍，骂詈不避亲疏，服饰临丧，或哭或歌，或以刀伤人，不盲如哑，言即如狂，素不知书识字，便读文选。人皆以为鬼魔，待其静诊之，六脉举按皆无，身表如冰石，其发也叫呼，声声愈高。余昔闻洁古老人云：本经言夺食则已，非不与之食而为夺食也，当以药大下之而使不能食，为之夺食也。予用大承气汤下之，得脏府数升，狂稍宁；待一二日复发，又下之，得便数升，其疾又宁；待一二日又发，三下之，宁如旧。但不能食，疾稍轻而不已，下之又五七次，计大便数斗，疾缓身温，脉生，至十四日其疾愈，脉如旧，困卧三四日后起苏，饮食微进，又至十日后得安。始得病时，语言声怒非常，一身诸阳尽伏于中，隐于胃，非大下之可乎？此易老夺食之意也。（《阴证略例》）

腑寒治验

征南副元帅大忒木儿，年六旬有八。戊午秋征南，予从之。过扬州十里，时仲冬，病自利完谷不化，脐腹冷疼，足胻寒，以手搔之，不知痛痒，尝烧石以温之，亦不得暖。予诊之：脉沉细而微。予思之：年高气弱，深入敌境，军事烦冗，朝暮形寒，饮食失节，多饮奶酪，履于卑湿，阳不能外固，由是清湿袭虚，病起于下，故胻寒而逆。《内经》云：感于寒而受病，微则为咳，盛则为泄、为痛，此寒湿相合而为病也。法当急退寒湿之邪，峻补其阳，非灸不能病已。先以大艾炷于气海，灸百壮，补下焦阳虚；次灸三里二穴各三七壮，治胻寒而逆，且接引阳气下行；又灸三阴交二穴，以散足受寒湿之邪。遂处方云：寒淫所胜，治以辛热，湿淫于外，平以苦热，以苦发之。以附子大辛热助阳退阴，温经散寒，故以为君；干姜、官桂大热辛甘，亦除寒湿，白术、半夏苦辛温而燥脾湿，故以为臣；人参、草豆蔻、炙甘草甘辛大温，温中益气，生姜大辛温，能散清湿之邪，葱白辛温，以通上焦阳气，故以为佐。又云：补下治下，制以急，急则气味厚，故大作剂服之。不数服泻止痛减，足胻渐温，调其饮食，逾十日平复。明年秋，过襄阳，值霖雨，阅旬余，前证复作。再依前添灸阳辅，各灸三七壮，再以前药投之，数服良愈。

加减白通汤

治形寒饮冷，大便自利，完谷不化，脐腹冷痛，足胻寒而逆。

附子炮，去皮脐　干姜炮，各一两　官桂去皮　甘草炙　半夏汤泡七次　草豆蔻面裹煨　人参　白术各半两

上八味吹咀。每服五钱，水二盏半，生姜五片，葱白五茎，煎一盏三分，去粗。空心宿食消尽，温服。

气海一穴，在脐下一寸五分，任脉所发。

三里二穴，在膝下三寸胻外廉两筋间，取足举之，足阳明脉所入合也。可灸三壮，针入五分。

三阴交二穴，足内踝上三寸骨下陷中，足太阴、少阴、厥阴之交会。可灸三壮，针入三分。

髓会绝骨。《针经》云：脑髓消，胫酸耳鸣，绝骨在外踝上辅骨下当胫中是也，髓会之处也。

洁古老人云：头热如火，足冷如冰，可灸阳辅穴。又云：胻酸冷，绝骨取之。

阳辅二穴，在足外踝上四寸辅骨前绝骨端，如前三分，去丘墟七寸，足少阳脉之所行也。可灸三七壮，针入五分。由是副帅疾愈，以医道为重，待予弥厚。(《卫生宝鉴》)

汗之则疮已

丁巳岁，予从军回，住冬于曹州界，以事至州。有赵同知谓予曰：家舅牛经历，病头面赤肿，耳前后尤甚，疼痛不可忍。发热恶寒，牙关紧急，涕唾稠黏，饮食难下，不得安卧。一疡医于肿上砭刺四五百余针，肿赤不减，其痛益甚，不知所由然，愿请君一见。予遂往诊，视其脉浮紧，按之洪缓，此证乃寒覆皮毛，郁遏经络，热不得升，聚而赤肿。经云：天寒则地冻水冰，人气在身中，皮肤致密，腠理闭，汗不出，血气强，内坚涩。当是之时，善行水者不

能注冰，善穿地者不能凿冻，善用针者亦不得取四厥。必待天温冰释冻解，而后水可行，地可穿，人脉亦犹是也。又云：冬月闭藏，用药多而少针石也，宜以苦温之剂，温经散寒则已。所谓寒致腠理，以苦发之，以辛散之，宜以托里温经汤。麻黄苦温，发之者也，故以为君；防风辛温，散之者也，升麻苦辛，葛根甘平，解肌出汗，专治阳明经中之邪，故以为臣；血留而不行者则痛，以香白芷、当归身辛温以和血散滞，湿热则肿，苍术苦甘温，体轻浮，力雄壮，能泄肤腠间湿热，人参、甘草甘温，白芍药酸微寒，调中益气，使托其里，故以为佐。依方饵之，以薄衣覆其首，以厚被覆其身，卧于暖处，使经血温，腠理开，寒乃散，阳气伸，大汗出，后肿减八九分。再服去麻黄、防风，加连翘、鼠粘子，肿痛悉去。经言：汗之则疮已。信哉斯言，或人以仲景言：疮家虽身肿痛，不可发汗。其理何也？予曰：此说乃营气不从，逆于肉理而患疮肿，作身疼痛。非外感寒邪而作疼痛，故戒之以不可发汗。又问：仲景言鼻衄者不可发汗。复言脉浮紧者，当以麻黄汤发之，衄血自止。所说不同，其故何也？愿闻其说。予曰：此议论血正与疮家概同，且夫人身血之与汗，异名而同类，夺汗者无血，夺血者无汗，今衄血妄行，为热所逼，更发其汗，反助邪热，重竭津液，必变凶证，故不可汗。若脉浮则为在表，脉紧则为寒，寒邪郁遏，阳不得伸，热伏荣中，迫血妄行，上出于鼻，则当麻黄汤散其寒邪，使阳气得舒，其衄自止，又何疑焉。或者叹目：知其要者，一言而终，不知其要，流弊无穷。洁古之学，可谓知其要者矣。

托里温经汤

治寒覆毛皮，郁遏经络，不得伸越，热伏荣中，聚而为赤肿，痛不可忍，恶寒发热，或相引肢体疼痛。

人参去芦　苍术各一钱　白芍药　甘草炙，各一钱半　白芷　当归身　麻黄去根节，各二钱　防风去芦　葛根各三钱　新升麻四钱

上㕮咀，每服一两重，水三盏，先煎麻黄令沸，去沫，再下余药同煎，至一盏，去渣。大温服讫，卧于暖处，以绵衣覆之，得汗而散。(《卫生宝鉴》)